はじめに

七八歳の人間国宝、横笛の四代目宝山左衛門《たからさんざえもん》は、あるラジオ番組で芸大の教え子たちの技量をたずねられ、おおむね次のように語った。「若い人は皆、技術はうまい。でも音に精神が乗るようになるのは五〇歳からです。本当に精神が乗るのは六五歳をすぎてからです。私は今、悩むことがありますが、それを越えればまた少しよくなるでしょう。八〇歳、九〇歳になるのが楽しみです」

音に精神が乗るのは、年をとることを通して初めてえられるという。老いることによりもたらされるものがあるという事実は、そこにたどり着いた人からしか知りえない。しかし一方で、老いは衰えや病をもたらして死にいたる時期でもある。そのような厳しい状況のもとで、どのように生きるかが問われている。

老いは一人ひとりにちがった姿であらわれる。それだけに、一言では語りつくせないテーマである。しかし、実際にはどうか。高齢社会といわれ、医療や福祉の現場で高齢者の心の理解や痴呆の介護が説かれているが、老いについてどれだけ知っているのだろうか。病気や痴呆を論じても、老いが抜け落ちている。なぜか。大半の人がわかっているつもりでいるのだ。老いとはこんなものだと。しかしそうだろうか。人類の歴史で、これほど多くの人びとが八〇歳・九〇歳を生きるようになったのは、この二、三〇年のことである。われわれは、老いを生きるということがどういうことかについて、まだ十分にわかっていないのではないだろうか。

私的なことを記すと、信州の大学をやめて東京に戻るときに、老人の精神医学を勉強するつもりで老人医療と福祉の現場に入った。二、三年の予定だったのが一〇数年をこえ、精神科医の経歴のなかでもっとも長い仕事になってしまった。

当時は高齢社会ではなかった。すぐにそうなるのに、社会的に大きな問題にはなっていなかった。しかし、数年をへずに老人保健法ができて、医療や福祉の現場だけでなく、国の財政など社会全体が高齢者の問題で右往左往するようになった。その激流の真っただなかに身をおく立場になって、たくさんのことを考えさせられた。それは得がたい体験であった。

それまでの臨床では、精神病をとおして人間を考えることが中心であった。健康から人間を考えることはむずかしいが、歪みから人間を眺めるとみえるものがある。その蓄積が精神病理学である。

しかし高齢者の精神医療にたずさわると、精神症状や異常行動をしめす患者は、特別な精神病の素質をもった人ではなく、どこにでもいるふつうの人であった。誰でもが精神に異常をきたしうることをとおして、人間を考えなければならなくなった。それに気づくのに数年は要した。

だがそうすると、自分の人間をみる目が広がった。高齢者の治療にとどまらず、若い精神病の患者に対する理解や治療も、これまでとはちがう視点がもてるようになった。私は精神科医であるが、専門は老人とか痴呆といわれると戸惑ってしまう。私の精神医療の原点は精神分裂病であるが、そこから身体疾患の精神症状やうつ病、神経症、そして境界例といわれるさまざまな精神的問題をかかえた若い患者の治療にかかわり学んできた。

そんな自分が、高齢者の医療や福祉にかかわることで、もっと広く患者の治療にあたることができるようになった。私はけっして老年精神科医なのではなく、ただの精神科医だと思っている。

老いをいかに生きるかというテーマを与えられたとき、それは精神科医の仕事ではないとお断りした。しかし考えてみると、みずからの老いをもとに語っている高齢者とちがって、病気をとおしてたくさんの老いをみてきている。そこから教えられたことはたくさんあり、それらを整理することも有益かもしれないと思ってこの仕事を引き受けることにした。そして、その作業をとおしてじつに多くのことを考えさせられ、新しく知ったことも数しれない。

巷に流れている「……するな」といった戒律や「……すべし」という説教には違和感があった。もっと自由に生きたほうがいい、健康法や生涯教育などクソ食らえだと思っていたが、精神科医がそれをいうのは憚《はばか》られた。しかし多くの高齢者の生き方をみて、必ずしもまちがいではないと思えるようになった。それは、この本をつくることでの大きな収穫である。

この本を書くにあたっては、診療をとおしてかかわった患者さんや、家族の方がたから学んだことがおおいに参考になった。多くの書物からも教えられた。それはできるだけ書名を記して感謝の気持ちとした。また、一緒に仕事をした同僚や、さまざまな分野の人たちから教えられたことはたくさんある。医療とは、そういう営為のうえに成り立っているとつくづく思う。

また、考えがなかなかまとまらず挫けそうになる私に根気よくつき合ってくださったNHK出版の辻一三さんの叱咤激励と、粗い原稿に丁寧に目を通す煩瑣な作業をいとわなかった石浜哲士さんの力添えがあってこの本はできあがった。ここに記して感謝します。

二〇〇〇年三月

竹中星郎

目次

第1章　老いとは何か

「新しい老人論」をめざして

「五十、六十歳代のころは「老人」というものを外側から見ていた。頭が白くなるとか、肉体的に衰えるとか、そうした格好を一種の風景的にみていた。八十歳代に入り、老人を内側からみるようになり、いろいろなことが分かってきた」。これは、八六歳の映画監督新藤兼人による老いについての述懐である。

彼は、年をとって「仏様の心境」とか「人生を達観する」ということはなく、それよりむしろ、若いときより「仕事をしたい」という欲求が強くなったと述べる。若いころの仕事のよりどころは未知の世界に対する好奇心であるが、老人は「挫折の経験」が支えである。幾多の挫折を乗り越えてきた経験は、人生をふり返ることをとおして若者の気持ちも中年の気持ちも理解することを可能にしてくれる。それゆえに体力や知力の衰えも、仕事をするうえで決定的なマイナスにはならない。こうして彼は、老いを生きることについて次のように締めくっている。

新藤は、老いの先には「死」があるが、老人は死にたくない、生きたいと思っている一方で、死に対する覚悟ももっていて自分らしく死にたいと思っていると述べたあと、老人がこのような恐怖を克服して、精神的安定をはかるよりどころは仕事なのだ、と主張する。

ところが日本の現状は、若さだけがたたえられ、老人は一人の自立した人間としてあつかわれるどころか、生活者としては除外されている。「半分壊れた人間」とみなして、行政は収容と保護にはしり、家庭ではなにもさせないのが親孝行と思っている。老人は子どもとどんな形で暮らすのがいいのかといった根本的な問題ですら、三世代がいいとか別居が望ましいという形式論ばかりで本質を論じていないと断じて、「こうした状況を改めるためには、新しい老人論を確立すべき」と語っている（信濃毎日新聞　一九九八年八月一六日）。

高齢社会といわれる今日、老いについてさまざまな角度から論じられるようになったが、福祉や医療、介護などの議論の多くは、家族や経済的な負担などの高齢者以外の世代にとっての問題についてである。具体的には、施設か在宅か、高齢者の医療費を削減するにはどうすればいいか、痴呆や寝たきりの介護システムの整備はどうすべきか、そして介護保険の是非などである。

また、これらの議論には、当の高齢者の心を理解したりその立場からの視点が欠けているという指摘もなされている。たしかに社会問題として議論されるときには、当事者とは家族や高齢者を支える高齢者以外の世代をさしていることが多い。それとともに、医療や介護という視点からの問題提起が多いために、病気や障害という側面から高齢者をとらえる傾向が強い。事実、これらは高齢社会にとって、避けてとおることができない大きなテーマである。

しかしこれは高齢社会の一面であって、誰もが八〇歳・九〇歳を生きられるようになった今日、彼らがどのような心理状態におかれているか、そしてこれから高齢をむかえるはずの年代にはどのような心の準備がいるのかといったことについてもっと大きな関心がむけられなければならないはずである。だがその現状は十分とはいいがたい。この点については市川浩の「医学は老いを病気に取りこもうとしている」という指摘がある。彼はその結果、現代は老いに対してのポジティブな価値観が崩壊したという。医学は老いをネガティブにとらえるが、老いていく人間にとっては老いはポジティブなテーマであり、老いをいかに生きるかは〝癒し〟の問題なのだという（『現代思想』14、青土社）。すなわち、衰えと死に直面する状況のなかで、より豊かになることを求めつづけるという課題である。

しかし癒しといいかえたところで、人類にとって八〇歳・九〇歳を生きることが一般的という事態は未体験であり、その年代を生きるものだけでなく、これからその年代になろうとしている世代にとっても具体的な姿がみえないだけに不安は大きい。

実際に老いの姿は多様である。九〇歳をすぎても六〇代の人より活動的な人もいれば、七〇歳前に心身ともに老けこんで人生の収束をはかる人もいる。また、さまざまな病気やその後遺症であるマヒや失語症などの障害をかかえている人も少なくない。痴呆もその一つである。だが、人間の一生は、生物学的にみれば誕生してから成長という発達段階をへて、成熟して衰退といわれる退縮過程にむかい死にいたる。この現実から目をそらして老いを語ることはできない。八〇代・九〇代の特徴とは、死にいたる過程を生きているという厳然たる生物学的な事実にある。

しかし一方で、人はその過程をいかに生きるかを考える。それは生物学的な退縮とは別の主体的な課題である。このことをふまえ、「新しい老人論」をめざして精神科臨床の経験から考えていきたい。

準備なしに突入した高齢社会

「高齢社会」といわれるようになって久しいが、その定義は六五歳以上の人口が全人口の一四%を越えた社会(国)をさしている。わが国は一九九四年に高齢社会になった。ところで、これとは別に「高齢化社会」という言葉がある。これは六五歳以上の人口が七%を越えたという意味であり、わが国は一九七〇年にその線を越えている。そして国際的には、高齢化社会から高齢社会に移行するのに何年かかったかという数字が、その社会（国）の高齢化のスピードの指標になっている。わが国は二四年である。

ちなみに欧米の国々の高齢化社会から高齢社会への移行の年数を表1にしめす。これをみると、ヨーロッパ先進諸国の大半は四〇数年から一〇〇年以上かかっている。それに対して若い国であるアメリカやカナダ、オーストラリアなどはまだ高齢社会になっていない。また、この表からヨーロッパのほとんどの国々が一九七〇年代にあいついで高齢社会になったことがわかる。

このようなことから、わが国の高齢化のスピードがほかの先進諸国に比べてきわめて速く、そして高齢社会になったのが約二〇年遅いことが指摘できる。この二つの点は、わが国における高齢者の問題を考えるときに念頭においておく必要がある。というのは第一に高齢社会への移行が異常に速いために、福祉のシステムや施設、人的な配置などのさまざまな面で社会的な蓄積が少なく対応が遅れている。

しかもこの二〇年間に、生活水準が大きく変わった。社会的な蓄積が少ないうえに二〇年のギャップを埋めるには、莫大な社会的負担が必要になる。これは、ヨーロッパ先進諸国が五〇年から一〇〇年かかって積みあげてきたシステムや設備と同等のものを短時間に実現す

表１　主要国の65歳以上人口割合別の到達年次とその倍化年数

年次（年間）

65歳以上人口割合	日本	カナダ	アメリカ	オーストリア	ベルギー	デンマーク	フランス
7％	1970	1945	1945	1935	1935	1925	1865
10％	1985	1984	1972	1950	1945	1957	1935
14％	1994 (24)	2013 (68)	2014 (69)	1970 (35)	1976 (41)	1978 (53)	1979 (114)
15％	1996	2016	2017	1976	1990	1985	1996
20％	2006	2028	2033	2023	2020	2021	2021
21％	2008	2031	—	2025	2022	2026	2025
23％	2013	—	—	2028	2027	2034	2033

65歳以上人口割合	ドイツ	イタリア	オランダ	ノルウェー	スウェーデン	イギリス	オーストラリア
7％	1930	1930	1940	1890	1890	1930	1940
10％	1952	1966	1969	1954	1950	1950	1985
14％	1972 (42)	1989 (59)	2004 (64)	1977 (87)	1972 (82)	1976 (46)	2015 (75)
15％	1976	1992	2009	1982	1975	1980	2018
20％	2017	2010	2020	2030	2016	2028	2034
21％	2021	2013	2023	2034	2023	2031	2038
23％	2026	2020	2027	—	2027	2039	—

注）（　）内は倍化年数であり，７％から14％へ要した期間。　資料：厚生省人口問題研究所『人口統計資料集1996年版』より一部改変

るためには当然とはいえ、十分な準備なしに高齢社会へ突入したために医療福祉のすべての面で混乱を生じ、国の財政や保険年金などの分野にまで大きな影響をおよぼしている。その一端をあげると、在宅介護や施設介護のあり方、医療との関係、介護保険などである。これらの議論について論じることは本書のテーマからはずれるので立ちいらない。

老いから目をそらしている

ところで、遅れているのは社会的資源だけではない。老いについての意識にも大きな開きがある。わが国では老いに真正面からむきあうというより、「ボケないためにはどうすればいいか」「長生きするための食事」といった老いにともなう問題について〝いかにそれを回避するか〟という視点から論じられることが多い。さらには若いことを是としてそれを基準に老いを語る。そこでは老いは否定的な対象としてとらえられている。その結果、健康法や老いの予防法などのマニュアルがもとめられ、ちまたに氾濫している。そしてその反映であろうが、老いをいかにうまくむかえたか、楽しくすごしているかといった内容の軽く明るい本がもてはやされる。それが有効な役割をはたしている一面は否定しないが、老いが内包している厳しさや醜さ、そしてやさしさや柔軟さ、美しさなどをあわせもつことからは目をそらしている。

学問の分野でも二〇年の差は大きい。ヨーロッパの老年学や老年医学、老年精神医学のすぐれた教科書や著書は、高齢社会になる前後の一九六〇年から七〇年代に集中している。わが国でもいち早くその多くが翻訳され出版されたが、今日そのほとんどは絶版である。まだ高齢社会になっていなかったわが国では、それらの著作の真価が正しく評価されなかったのであろう。この十数年、老年学や老年医学への関心はたかまっているが、その多くが、若年者の検査データと比較するものであったり、高齢者といっているものの実態が五〇代・六〇代であったりする。しかし一方で、地道な老年に関する研究もしだいに蓄積され、世界的な評価を受けるものが誕生している。わが国でも高齢社会に直面してはじめて本格的な老年学、老年医学に取り組むようになったといえよう。

そのようななかで、高齢者の心理や精神的な問題はどのようにあつかわれているのか。その一端は老年医学の教科書にかいまみることができる。表2は、欧米の老年医学の教科書とわが国の代表的なものを比較し、そのなかで心理や精神症状についてどのくらいのページが割かれているのかを調べたものである。どの教科書にも、高齢者は一般に心身の相関が大きく、身体的な疾患で精神症状を生じやすく、精神的な問題が身体的な症状をうむと書かれている。実際に高齢者の臨床にたずさわると、身体疾患の領域でも、痴呆やせん妄のみならず、妄想やうつ病などの精神症状の多いことに驚かされる。身体疾患の治療に精神医学的な

表2　老年学教科書にある精神科的な内容の割合

書名	総頁数	精神疾患など	(頁)	占有率(%)
①臨床老人医学	346	精神・心理	0	0
		痴呆	11	(4.0)
②老年医学	332	精神疾患	2	0.6
③老年者診療の実際	483	精神疾患	11	2.3
④老年内科学	461	精神・心理	0	0
		痴呆	7	(1.5)
		(骨・筋肉)	27	(5.0)
⑤新老年病学	711	精神疾患	17	2.4
⑥新老年学第II版	1595	精神疾患(痴呆など)	40	2.5
⑦Geriatric Medicine	328	精神・心理	75	22.9
⑧Textbook of Geriatric Medicine and Gerontology	838	精神・心理	38	4.5
⑨Oxford Textbook of Geriatric Medicine	756	精神・心理	85	11.2

①医学書院1957，②朝倉書店1973，③近代学芸出版1979，④金芳堂1980，⑤南江堂1984，⑥東京大学出版会1999，⑦Acad. Press. 1974，⑧Church Living. 1978，⑨Oxford Med. Publ. 1992

視点は不可欠なのである。そのことを念頭におき、あらためて表中の教科書のページ数を比べると、高齢者の特性に対する意識の差を反映していることがわかる。

欧米の教科書の多くが心理的特性や精神的問題に対して五%から二〇%を割いているのに対して、わが国の代表的な教科書のほとんどは二%以下である。この指摘に対してある高名な老年医学者から「内科書だから」と説明されたが、その本の整形外科に関する記述は五%を占めている。骨折や関節障害などの運動器の疾患は老年医療の重要なテーマであり、このあつかいは妥当である。問題なのは、高齢者の心理や精神疾患についての記述が少なすぎることである。多くのページを割かれているのは痴呆であり、多くの教科書はあまりに痴呆に偏っているといえよう。なかには内科医（神経内科医）が精神症状の章を担当しているものもある。

このような傾向は、身体疾患で入院する高齢者の約三〇％にせん妄が生じ、うつ状態や妄想も多いという医療現場の実態からも乖離《かいり》している。それらを理解するためには、高齢者の心理的な特性と高齢者がおかれている状況との関連をふまえなければならないが、身体的な問題にそそがれるほどには、エネルギーを割いていない。この点は看護学関係の教科書でも指摘できる。看護は患者の生活に密着しているので「老年看護」は独立してあつかわれるが、やはり痴呆が中心である。

一人ひとりが特異である

高齢社会の中心的なテーマは八〇代・九〇代である。この年代を生きることについては、「その年になってはじめてわかる」と記す高齢者が多い。ライフサイクルという視点からはそれぞれの年代に固有の精神的な課題があるが、八〇歳・九〇歳では、それまでとまったくちがう様相を呈することが語られる。わが国では一九七〇年代に堀秀彦が老いについての思索を著して大きな反響を呼び、最近では松田道雄がみずからの体験をもとに老いを語っている。また欧米からの翻訳書もあいついで出版されている。

しかしまだこの年代についてみずからの体験を記した著作は少ない。書くには情熱とエネルギーが必要だが、それだけの力をもつ高齢者が少ないためであろう。また著書を出版できる高齢者のほとんどは優秀な人であり、社会的な成功者である。彼らは「その年にならなければわからない」と共通して強調するが、そうであれば彼らも、市井の高齢者や障害や痴呆をもつ高齢者のことはわからないことになる。たしかにそのような一面はある。一人ひとりが特異である、という一般的な命題は高齢者ではとりわけ重い意味をもっている。このことをふまえて今日の高齢者の実態を鳥瞰《ちょうかん》してみる。

1)　老いの多様化

塩分制限を説く戯画

『八十路から眺めれば』（小笠原豊樹訳、草思社）の著者マルコム・カウリーは、その原稿がライフ誌に掲載されたとき、たくさんの手紙が全国からよせられたという。そのほとんどは同年代の人たちからであり、その一部を紹介しているが、わが意をえたりというものから、なにも目新しいものはないというものや、自分の若さや健康ぶりを誇示するもの、自分の老いを記すもの、そして「足腰の軋《きし》む老人大いに語る、とでも言いたげなあなたのあざとさを憐れむ……老年の一般論などというものは単なる世間話」と叱責《しっせき》するものなど、まさに多種多様である。彼はその手紙のそれぞれに一つひとつ異なる人格がひそんでおり、波瀾万丈の生涯をほのめかしているものも数多くあると述べる。そして八〇代という種族は広範囲にいるが、孤立した生き方を余儀なくされていることが多いと指摘している。

高齢者の有りようが多様であることはこの年代の特異性の一つである。カウリーによせられた手紙にみられるように、六、七〇代の病気について論じると、八〇歳の人から五〇代の人が顔負けするような健康ぶりを誇示されたりする。孤独や死について語ると、仲間といきいきと活動している高齢者の話が提示される。高齢期の喪失に対しては新たな役割や創造が、衰えや退縮に対しては老いの成熟や統合がしめされる。どちらもが現実であり、このような両極端の有りようがみられること、いいかえればバリエーションが拡大することこそが、高齢期の特徴なのである。

したがってわれわれのいだく高齢者像は、どのような高齢者と接しているかによって大きく変わる。一般的に高齢者医療や福祉の仕事に関係していると、病者あるいは障害者の実態から高齢者像を描く。そのため慢性疾患の医療をどうするか、病気の予防にどう取り組むかといった視点に偏りがちである。こうして老いを医療が管理するといわれるような現象をまねく。たとえば、塩分はとりすぎない、脂っこいものは避けよ、〇〇は骨粗しょう症によい、□□はボケ予防になる、などの食事指導にはじまって、更衣や寝具から入浴にいたるまでの生活指導をこと細かにおこない、睡眠や散歩はかくあるべしと〝正しい〟あり方を説教する。だが高齢者は彼らなりの生活スタイルでそこにいたったのであり、今あることは実績である。塩分やコレステロール値、血圧などの数値の多くは、成人、それもせいぜい四〇代・五〇代についての脳梗塞や心疾患などの発症率と生命予後との関連を調べたものにもとづいている。これから三〇年から四〇年、あるいはそれ以上を生きうる人たちにとっては重要なテーマかもしれない。

しかし統計学的な数値につきまとうもう一つの側面、たとえば塩分摂取量が一〇グラム以下の人は一二グラム以上の人に比べて脳出血が少ないというときには、一二グラム以上とっていても脳出血を生じない人もいることをみすごしてはならない。脳出血を起こすことなく八〇歳になった人にむかって塩分制限を説くのは戯画的なのである。とはいえ一方で、高齢になると一人の人にいくつもの慢性疾患が生じること、マヒや失語などの障害をかかえた人が増加するという現実から目をそらすわけにはいかない。

心身のバランスはいかに脆いのか

その一方で、八〇歳・九〇歳になっても五、六〇代の人が顔負けするような元気で活動的な高齢者がいることも事実である。ミケランジェロは、彼の晩年を代表するピエタの三像の最後の『ロンダニーニのピエタ』の制作で、八九歳の死の前日まで鑿《のみ》をふるっていたという。バートランド・ラッセルも自叙伝を書きはじめたのは九二歳である。野上彌生子の『森』（新潮社）は九九歳のときの作品である。ラベルの高弟であるペルルミューテルは九〇歳をすぎて来日して音楽性豊かなピアノ演奏を披露し、ホロビッツも九〇歳のときに来日して演奏会をひらいた。指揮者のカラヤンは八一歳で亡くなったが、それが早死にといわれるように指揮者には九〇歳を越えた人が少なくない。

また一〇〇歳をすぎてもはつらつとしていたある博識家が、入院したおりに担当医から痴呆スケールを検査され、閏年とはと質問されたのに対して「閏」の字の由来を問い返して、それに答えられない医師に説明したという話は有名である。

さすがに身体的な面では九〇歳で六〇代の人に対抗するのはむずかしいが、八〇歳なら、慢性疾患をかかえて四苦八苦している六〇歳の人より元気な姿はいくらでもみいだせる。しかしこのような若い年代と同じような知的能力や身体を有している高齢者も、ころんで骨折したり肺炎で数日寝込むと、せん妄をくりかえしながら痴呆化したり寝たきりになることが少なくない。長年にわたって培ってきた心身の機能は、生活環境や本人の意思などがうまく嚙みあえば維持されるだけでなく、精神的にはそれまでの体験を加味してより成熟しうる。しかし、老化は脳もふくめた心身の衰えをもたらし、その平衡はきわめて脆《もろ》いことを物語っている。

逆もまたある。日中家族がいない生活状況で無為、無気力にすごしているために痴呆と思われていた高齢者が、デイサービスに参加したのをきっかけにみちがえるほどにいきいきして皆の先頭に立つようになったという例は枚挙に暇がないほどたくさんある。

老年期の多様性については、一人ひとりが多様であるということだけでなく、一人のなかに多様性が内包されていることも視野においておく必要がある。一人暮らしを謳歌していた高齢者が急に寝たきりになるといった陽から陰へ、痴呆と思われていた人がいきいきと活躍するという陰から陽への変化の可能性を認識しなければならない。

2)　高齢期の特異性

九〇歳をすぎてからも、六〇代の人より若々しくいきいきと社会で生活する高齢者をみていると、病気や痴呆のないことが理想的な高齢者像であり、病気や痴呆は否定されるべきものと映る。たしかに医療や福祉の現場で別の高齢者と接している〝プロ〟にとっては目をみはるような姿かもしれない。しかしそのような高齢者の〝理想像〟とは、五〇歳・六〇歳と同じということであり、慢性疾患や障害が避けがたいという高齢期の特異性はみすごされている。

これは「老いの否定」である。しかし、ヒトという種は生物学的に発達から退縮をへて死にいたるというプロセスをたどる。老いとはまさにそのような過程の最終段階である。スウィフトは『ガリヴァー旅行記』で不死人間を登場させている。そこには不死人間のもうこれ以上年をとりようがないという老醜や、名状すべからざる悽惨さをただよわせている様子が描かれ、ガリヴァーは不老長寿の願望が萎えたと記している。

一方、「ポックリ死」願望も根強い。テレビに映しだされた四国のお遍路さんは、二、三〇人のグループが同じいでたちに身をかためて、一糸乱れずに祈願している。そのほとんどは六〇歳かそれ以上の老年者であった。彼らは一様に「ポックリ死」を語った。この背景には、「死を治療する」と批判されるような医療の現状に対する批判もこめられていようが、死そのものではなく、死にいたる苦しみへの恐怖という万人共通の思いがうかがえる。それだけでなく、寝たきりや痴呆で人の世話になりたくないという考えが根底に流れている。福祉の貧困を反映しているということもできるが、老いやそれにともなう衰えに対する否定的な社会の価値観を映し出している。

身体的な多様性というなかにもそれぞれの年代の特性があり、一定の法則性もあるが、高齢者の心身の問題を考えるときには、高齢期の特性をふまえることが不可欠である。たとえば、数日前まで元気で若い人なみに運動をしていた高齢者が、風邪にかかったのをきっかけに肺炎になり、そのあと心不全や腎不全を合併してＩＣＵ（集中治療室）に入院するとか、何不自由なく生活していた人が、健康診断で「心筋障害」といわれてから食欲がなくなって寝込んでしまい、脱水状態で発見され入院したが、点滴により心不全をきたした、といった事例は少なからずみられる。

脆い基盤の上にある心身の平衡

これらを医学的な視点から整理すると次のようになる。

①病気にかかりやすい（発症しやすい）：健康な若い人は病気になりにくい。それに対して高齢者は抵抗力が弱いので、ささいな原因でも発病する。

②病因は多元的である：抵抗力の強い若い人が発病するのは、外的な要因（感染など）が大きいときである。それに対して、高齢者はささいな風邪をきっかけに、それまで表面化しなかった心機能低下や腎不全が顔をだす。糖尿病や動脈硬化などの慢性疾患をもっていると、その悪化をまねく。また心理的な要因や治療薬による問題がくわわることもある。いくつもの要因が相互に作用する。

③症状が非定型：肺炎でも体温があがらない（無熱性肺炎）、心筋梗塞でも胸痛がないために心不全になるまで気づかない（無痛性心筋梗塞）というように、若い人にみられる定型

的な症候を欠くことが少なくない。

④心理的要因が関与する：抑うつ状態による食欲低下で脱水や体力低下をきたし、不安がせん妄の原因になる。引っ越しや人間関係の変化などにより心身の変調をきたすことも多く、これらをふくめて社会心理的要因といわれる。

⑤精神症状を生じやすい：身体的な疾患や薬物でせん妄やうつ状態、妄想などの精神症状を生じることが多い。

このような特徴から指摘できるのは、心身の平衡がきわめて脆い基盤のうえにあるということである。そして「多元的」ということは、さまざまな要因が並列的にあるのではなく、相互に関係しあう三次元的な構造である。それは個人（生活史や人間関係など）や個体の条件（慢性疾患の有無や栄養状態など）、そして環境や外的な力などが絡み合う微妙な力学のうえに構築されている。そして、この特異性ゆえに「多様性」なのである。

3）新たな人生をみいだすこと

老いを主体的に生きる

昨今の社会的な風潮の一つとして、「ボケ予防に山登りを」「俳句をするとボケない」といった文言の氾濫がある。このほか、囲碁やゴルフ、詩吟など「ボケ予防」を枕詞にしている例はたくさんある。「ボケ恐怖症」という社会現象の病が蔓延している。そうはいっても、痴呆とは自分が自分でなくなり、自分で自分の行動をコントロールできなくなる状態である。自分がそうなるかもしれないという恐怖は、誰もが共通してもつものなのであろう。

翻って元気な一〇〇歳老人から話をきくと、彼らのほとんどはそこにいたるまでボケにおびえたり、その予防にうつつをぬかしていない。また、高齢社会における痴呆の中心はアルツハイマー病であるが、その原因は未解明とはいえ、性格や血液型などによるものでないことはわかっている。ボケ予防でよくいわれるような、歩いたり俳句をつくればボケないという問題でないこともわかっている。心がけで防げる病気ではないのである。

にもかかわらず「ボケ恐怖症」をあおり人びとを予防にかりたて、「ボケ予防」が人生の最終段階を生きる課題であるかのごとくに説くのは、高齢者をおとしめているといわざるをえない。脳の病気による痴呆とは別の、精神的な貧困というボケに高齢者を追いやっている。

つまりどのようなボケ予防に取り組んでも、アルツハイマー病になるときはなる。したがってそのようなことにとらわれないで、自由に生きることがもっとも大切である。その人のそれまでの生き方にふさわしい老いを考えることが老年期の最大の課題である。本人が山歩きが好きなのならば、それに打ち込めばよい。囲碁が人生の伴侶であったり、あるいは社会的な役割の一翼を担いたいとボランティア活動に励むなど、それぞれの姿があってしかるべきであろう。

仕事が生き甲斐という人がいる。そういう人は定年により大きな対象喪失に遭遇することになる。それが五五歳や六〇歳でおとずれ、それ以後の人生の目標を模索することもなく無為にすごす場合も少なくない。このような現象に対して、年金問題に絡んで定年を六五歳にのばそうとする動きが、はからずも解決策の一つとして浮上している。だがこれには危険な側面もふくまれている。それは、高齢者も働くべきだという一般化につながる可能性があるからである。

人生の大半（二〇歳前後から六〇歳前後）を家族のため社会のために必死に働いてきた高齢者を、さらに有効な労働力とみなし、安価な社会資源と位置づけようとする動きが一部にはみられる。六五歳定年制の導入は今日の高齢化の実態にみあった対応であるが、生き甲斐論と結びつくと高齢者を仕事にしばりつけて、それとは別の世界へ展開する自由を閉ざしてしまう可能性もある。というのは定年が六〇歳から六五歳になったとしても、大半の人にとっては定年が喪失体験であることに変わりがないからである。

人は多くの場合、会社などの所属している社会のなかでの役割や立場に規定されながら自分を位置づけ、そこに積極的な意味をみいだそうとしている。ところが老年期や定年とは、そのようなしがらみで自分の定位をはかれなくなる。社会的な役割や立場からはじめて解放されたときに、自分とはなんなのか、自分の役割はなにか、どのように生きたらよいのかといったテーマにあらためて直面する。老年期とは、自由になりながら、主体的に生きることをみいだすことがむずかしいという逆説的な現象が生じる時期でもある。

心身の衰えの現実や、それにともなう社会や家庭での役割や、立場の変化などにとりかこまれ、生きることの制約が増大している。喪失体験はそれを象徴するできごとであるが、これまでの年代とはちがった状況をふまえて、新たな人生をみいだすことが高齢期の真の課題ということができよう。喪失体験はけっして否定的なテーマなのではなく、高齢者がそれを契機に転回するには、これまで以上に時間が必要だということである。

第2章　パーソナリティと人生の軌跡

統合と絶望

1．ライフサイクルでの老年期

かつては老年期の性格特性が老年心理学の研究テーマとしてさかんに論じられた。いわく、頑固になる、ひがみっぽい、保守的、現状固執的、協調性に欠ける、疑い深くなるなど。多くは暗く否定的な老年のイメージを反映したものであった。しかしその後、老年期に特有の性格があるという考えは批判されて、この種の研究報告はみかけなくなった。それに代わって、パーソナリティの発達という視点からとらえようとする流れがしだいに強まっている。そこには老いの成熟というテーマがふくまれている。

里見《さと》弴《みとん》は八〇歳をすぎるころから次々に随筆集を著したが、そのなかの一冊『怡吾庵酔語』（中央公論新社）のなかで「自分の一生はなんのためにあるのか、なんのために生きてきたんだと考えることは、一度や二度じゃダメなんだ。二〇代で考えたり、三〇代で考えたり四〇代で考えたりしてだんだんその考えに厚みがついてくる」と述べている。ここには、パーソナリティがその人の生活の歩みとともに変遷することが語られている。

パーソナリティとは「ある状況下でしめされるところの個性」といいかえることができる。同じような体験をしても、その受けとめ方や反応は一人ひとりちがう。そうしたちがいを決定づけているのはパーソナリティのちがいによるところが大きい。しかもそれは、さまざまな場面でその人の個性とみなされるような一貫した特性、すなわち恒常性を有している。その一方で、里見がいうように、経験や思索をとおして知性や適応性を新たに形成していく、変化するという側面をもっている。変化しながらも同一人であるという特性は失われない。

パーソナリティの発達というテーマは、おもに幼児期から思春期・青年期について語られてきた。たしかにパーソナリティの形成という点では幼少年期から青年期にいたる年代は決定的な意味をもっている。そのことを深層心理学的にはじめて指摘したのはフロイトである。彼は神経症（当時はヒステリーが中心であった）の治療のなかで、幼児期における両親との関係のゆがみによる心の傷が、成人になっても深いところでつながっているとみた。それが、母親の愛を独占したいという願望のために父親を殺すというエディプス・コンプレックスに象徴されるように、親子関係を性的な側面からとらえる汎性欲論に発展していった。その後、彼の流れをくむ新フロイト派のなかから、フロム－ライヒマンやアドラー、ホーナイといったパーソナリティの発達を社会的な関係や文化の影響もふくめてとらえようとする新しい潮流が生まれた。

エリクソンもその流れに属し、パーソナリティの発達が青年期以降も一生をとおしてつづいていく課題であることを指摘したことで知られる。彼は人の一生を幼児期、早期児童期、遊戯期、学童期、青春期、初期成人期、成人期（中年期）、老年期の八段階にわけて、それぞれの年代がそれぞれに社会的・心理的課題をもち、それらを解決しながらパーソナリティは発達し成熟するとみなした。それは、各年代で課題を解決しながら発達するという単線的な理論ではなく、前の年代で解決できなかった課題を引きずりながらも次の年代に進むという漸成論（エピゲネーシス）を組みこんでいる。

さらに彼は、各段階の発達課題には適応的な解決と非適応的な解決があり、それをたとえば幼児期では基本的信頼と不信、青春期では同一性とその拡散、初期成人期では親密さと孤立というように対概念で説明した。パーソナリティの発達を一生の課題としてとらえるエリクソンのライフサイクル理論は、心理学や精神医学の分野にとどまらず広く社会的に受けいれられ、今日ライフサイクルという言葉が広く人口に膾炙《かいしゃ》されるようになった。従来はパーソナリティの発達を幼児期から青年期までの体験としてとらえ、それ以降はそれがどのように表現されるかという視点に立っていたが、この理論のユニークな点は、青年期以降も社会的な関係や自己の状況などによりパーソナリティは発達するという新しい視点を展開したことである。

ところで彼は老年期についてはどのようにみているだろうか。この年代の課題は統合と絶望であるとエリクソンは説いている。こうして獲得するものは「死そのものに向き合う中での、生そのものに対する聡明かつ超然とした関心」という英知であり、老年期の人は、人生の集大成をはかりながら、それを次の世代に伝えようとするという。彼は老年期とはあらゆる過去の特質が新しい価値をおびる時期であると指摘したうえで、その起源にとらわれるのでなく、実存としての今、すなわち老年期の有りようをそれ自体としてとらえることが重要であると強調する。このような彼の考えの集大成は『老年期』(朝長正徳訳、みすず書房)に、具体的なインタビューによる実証的な研究にもとづいてあますところなく記されている。

中年期が老年期を規定する

2．人生の子午線

こうしたライフサイクル理論によると、老年期のパーソナリティをそれ以前の特性からの流れとしてとらえることが理解できる。精神科臨床は、それが端的な形でみられる一つの場である。高齢者には妄想などの精神症状が多くみられるが、その大半の人たちはそれまでの人生で精神的な破綻をきたしたことはない。思春期・青年期には、親からの社会的な自立に直面して「自分とはなにか」「自分と人はどうちがうか」といったアイデンティティの危機に遭遇する。つまり、観念的な世界で自己の存在基盤がおびやかされる。したがって精神的にはきわめて不安定な時期であり、精神分裂病や思春期妄想症、アパシー症候群、神経性無食欲症、過食症などのさまざまな病態があらわれる。

中年・初老期は、社会的な関係（会社や家庭など）のなかでそれまでの規範が通用しなくなる時期である。昇進した場合には、それまでの人間関係や役割が変化し、新たな立場や役割に対しての不安や困惑が大きくなる。また退職や競争に乗り遅れたという事態は、それまでひたすら追いもとめてきた価値基準の崩壊をもたらしかねない。新たな転回がむずかしい年代だけに、喪失体験の占める意味は大きい。喪失体験については項をあらためて述べる。

高齢者を理解するためには、その個人のそれまでの人生の軌跡を知ることが必要である。仕事や家庭における役割や家族との関係、社会的な地位などの生活史は、その個人の精神構造形成の背景として重要である。このことは、中年・初老期の人にとってもみすごせない。というのは老年期をいかに生きるかは、それ以前の生き方によって規定されているからである。とりわけ中年期が重要であることを指摘したのはユングである。

彼は精神的な発達を児童期、青年期および若い成人期、中年期、老年期の四段階にわけている。そして中年期を人生の中間点——子午線と位置づけ重視した。それまで会社のため、あるいは家族のためという役割や立場に価値をみいだして上昇指向的に生きてきた人生から、立ちどまりふり返って過去を点検し、自分のために生きることをめざすターニングポイントとみなしている。それゆえ彼は、ここから「真の個性化」がはじまるという。真の自分らしさやパーソナリティの成熟へと歩みだすというわけである。

たしかに前半生は、学習による知識の獲得や技術を身につけることがおもな目的であった。新たなことを知り、できなかったことができるようになる。それは学校では成績の向上や受験戦争を勝ちぬくことである。社会にでると、業績をあげることや、出世することが大きな課題になる。それが所属する社会（会社など）や家族の幸せにつながると信じ、上昇指向に価値をみいだしてきた。いうなればそれは、縦軸方向の発達ということができよう。

しかし中年期に達したとき、どうなるのか。それまでの人生の目標であったものを手に入れたり達成したときに、次なる目標をみいだせないものがいる。あるいはさらに上があることに気づくが、それを新たな目標とするには人生は狭く限られているとあきらめる。家庭では、子どもたちが進学したり結婚すると、親の役割を終えたと虚脱状態におちいるケースがある。子どもたちは新しい世界や人間関係のなかに羽ばたいていくが、親は家庭に取り残されるわけである。その現実に直面してこれまでの自分の人生がなんだったのかと自問自答するようになる。

この年代には脱サラといわれるような大きな転換をはかる人をしばしばみかける。それまでの価値観を投げ捨てたり、所属する社会から離脱しようとする。なかには、五〇歳をすぎてから家も家族も職も捨て、二〇代の女性と同棲して破滅にいたった男性もいる、彼はそうすることでしか、それまでの人生ではたせなかった夢を実現できなかったのであろう。この場合、夢からさめたときにその代償として手のなかに残されたものは少ない。

このような社会心理的現象を「中年危機」と名づけて活発に論じるようになったのは一九七〇年代以降である。その背景の一つは、管理社会という構造が広まりノルマの達成や管理職への昇進が社会人としての画一的な目標となったことである。到達年齢も、三〇代後半から四〇代と規格化された。もう一つの背景は、ヨーロッパ先進諸国の大半がこの時期に高齢社会に突入したことである。

中年期の社会心理学的研究に取り組んでいるアメリカの心理学者レビンソンは、個性化とはすべての年代の発達過程でみられるとして、「若さと老い」「破壊と創造」「男らしさと女らしさ」「愛着と分離」の対立という四つのカテゴリーをとりだす。彼はこれらのなかで変化の中軸にあるのは「若さと老い」の対立であるという（『人生の四季』南博訳、講談社）。

このような対立、すなわち三五歳から四〇歳前後で老いが重い意味をもつようになったのは、老いの実際が五〇歳や六〇歳ではなく、八〇歳・九〇歳となったことを反映している。中年期にいたってそれまで追いもとめてきたものを手にしたとき、それは同時に自分の限界を知ることであり、これからの人生をどう生きるか考えるときに、八〇歳・九〇歳の生はあまりに遠く漠然としている。このような不確定な将来に対しては、それを直視することを回避しながらも、それだけにさらに強い不安を内包することになる。

中年の危機

シュライバーは中年期のケーススタディを『中年』（小川新一訳、ＴＢＳブリタニカ）という本にまとめている。彼は、社会的な目標達成や結婚生活、性生活などについての点検がこの年代になされることを多くの事例をとおして記している。

たとえばある男性は、目標だった管理職の地位に到達したとたん、その地位がさらに上の管理職の支配下にあり、これまで同僚だった人たちを支配しながらさらに大きなノルマを課せられる現実に直面して愕然とする。上司と部下とのはざまにいる孤独を苦い思いでかみしめなければならない立場におかれたわけである。

また結婚生活も、この時期に大きな屈折点を迎えることは少なくない。シュライバーは、それまでの一〇年、二〇年にわたる関係のなかで漠然としながらいだいていた配偶者に対する違和感を、この年代にいたって解決しようとはかり、その結果、破綻してしまう事例を紹介している。またそのような伏線なしに、突然二〇歳以上若い女性と遁走《とんそう》する事例も紹介されている。そのような行動の多くは、結果としては芳しくないというコメントがつけられている。この年代でのこのような行動は、みずからの老いを否認し、若い女性とのセックスに自分の若さの証しをもとめようとしているものと説明されている。

この年代では配偶者の背信――その多くは異性関係である――が露見することも多い。その結果これまでの結婚生活に幻滅したり、みずからも配偶者以外の異性との性的関係にはしる場合がある。結婚して一〇年、二〇年のあいだに出会った配偶者以外の異性に、憧れや愛情をいだくことは当然ありうる。これまでとはちがう人間像に新しい価値をみいだす場合もあり、激しい性的欲求におぼれていく場合もある。それにしても、このような現象がどうしてこの年代に多く生じるのだろうか。

これまでみてきたさまざまな事例を一つの説明でくくることはできない。しかし、たとえば夫が仕事に追われて家庭や妻をかえりみなかったとか、結婚当初から相手に違和感をいだいていたというような、それまでの生活の中身を反映していることは当然であろう。なかには、強迫的な性格ゆえに、妻に性的な満足感を与えていないのではないかと悩んでセックスを避けてきた男性が、妻以外の女性との性的な関係でそうでないことを知り、それ以後ひたすら快楽を追いもとめるようになったという場合もある。

転身の光と影

中年危機の報告ではどういうわけか性的な問題を重視するものが多いが、この年代には社会生活の転換をはかる人も少なくない。二〇年以上勤めた会社を辞めて小さな喫茶店を開き、家族と一緒に仕事をすることに喜びをみいだした人。大手商社を四〇歳のときに退職して高齢者のための配食サービス事業を興し、仕事が「人のためになる」と実感した人。都会の自宅を売り払ってペンションを開いた人や農業をはじめた人など、さまざまな転身の事例がある。

このような人生の転換をはかる動機は一様ではないが、「人にかかわる仕事をしたかった」とそれまでの縦軸中心の生活からの脱出をめざしたり、会社での自分の将来にみきりをつけて、それまでの人脈や技術をいかして新しい事業をはじめる人が多い。しかし、それまでの生活とはまったく関係ない仕事に転身する場合もあり、どちらにしても安定を捨ててリスクのある生活を選択している。人生の再出発という意気ごみが感じられる。

転換は、「家族と一緒にいる時間がふえた」「妻と仕事をするのが喜びだ」と、これまでとはちがう家族関係に気づいたり再認識するきっかけになることが多い。必ずしも経済的には豊かになるわけではないが、仕事のやりがいや新しい人間関係にこれまでにない喜びをみいだして精神的な充実感をもつ。むろん成功するケースばかりではない。大企業の部長職にあった男性が乞われて妻の弟の会社に移ったが、古参の社員とよい関係が築けずに宙に浮いた立場に立たされ、しだいに義弟との関係も冷えてしまった例。ペンションの経営に失敗してうつ病になり、妻のパート収入で生活していたが二年後に妻は家をでていき、一人取り残された男性もいる。

アルコールにおぼれる

この年代の挫折や喪失体験は、アルコールが絡むと一層事態の悪化をまねく。中堅の建設会社の営業マンとして活躍して四〇歳で部長になった男性は、その数年後に妻の乳ガンに遭遇した。妻は、ガンが全身に転移していて、再手術や放射線治療のために入退院をくりかえしたが二年後に亡くなった。彼はその間、それまで家庭をかえりみなかったことへの償いの気持ちから看病につくした。家族のために仕事を休んだのははじめてであった。

妻の死後、眠れない日がつづいてアルコールの量がふえた。これという趣味をもたない彼は、帰宅するとテレビの前で独り酒を飲んですごした。おりしも不況で会社は大手企業の下請けとして生きのびる道を選び、社内での彼の立場は微妙に変化した。そのうえアルコールによる肝障害で入退院をくりかえすため五二歳で退職となった。こうして日中から飲酒するようになり、近所に住む息子夫婦からもみはなされ、五六歳のときに幻覚のため精神病院に入院、血管性痴呆と診断された。退院後も、酒に明け暮れて失禁するような生活がつづいたため、六〇歳のときに娘が面倒をみるようになった。娘は夫の両親と同居しているので、近所にアパートを借りて一人で住んだ。

この年代にアルコール症になる場合にはこのような経過をとることが多い。仕事一筋に生きてきて、趣味がなく交友関係も少ない。日常の生活風景を描くと、家では話題がなくテレビをみながら酒を飲む毎日といった光景である。そして挫折や配偶者の死などをきっかけに飲酒量がふえる。睡眠障害をともなうことが多いうつ病の患者も、心身が不調なのはそのためと思ってアルコールで眠ろうとする。「薬をのむより、酒のほうが害がない」という誤った通念が広くいきわたっているためでもある。

医学的には逆である。アルコールはしだいに量がふえる（耐性）が、睡眠薬にはそれがない。むしろ症状が改善するにつれて睡眠薬の量は減っていく。また〝癖になる〟といわれる問題（嗜癖性）は、アルコールやある種の薬は、長くのんでいると体がそれを必要とするようになり（身体的依存）、その状態で平衡が保たれている。そのため、断酒するとバランスが崩れて、離脱（禁断）症状が生じる。この状態を乗りこえると、アルコールや薬がない平衡状態をとり戻す。アルコールに比べると睡眠薬は嗜癖性は少なく、あってもアルコールより軽い。そして肝や脳、膵などの内臓に対する毒性はアルコールのほうが強い。さらに、大量飲酒の翌日はアルコール性のうつ状態を生じるために、その苦痛から逃れようとしてますます酒にはしるようになりがちである。

さて、このケースはその後、別の精神科を受診して、痴呆ではなくアルコールによる慢性的な酩酊状態と診断された。それをきっかけに娘の助言を受けいれて断酒にふみきり、二、三か月のうちにみちがえるほどに自分をとり戻した。痴呆ということで通っていたデイサービスで寝たきりや痴呆の高齢者の世話をするようになり、スタッフや利用者の仲間から感謝され、いきいきとしはじめた。今では、「障害のある高齢者の話や家族の姿をみていて自分は変わった、ずいぶん考えさせられた」と語る。そして活動の範囲を広げてボランティアとして老人ホームに通っている。それに益するようにとさまざまな介護講座に出席し、放送大学の講義を視聴している。老人のグループではリーダー的な存在であり、若いスタッフに信頼されている。そこにいたるまでに一〇数年の歳月と、娘やデイサービスのスタッフやそこで知り合った高齢者とその家族などとの出会いを必要とした。彼のように、高齢でアルコールにおぼれていた人が立ち直るのは珍しい。

定年後の虚脱状態

3．定年

人生の子午線の後に、定年という大きな節目がひかえている。しかし中年期の転換が本人の選択によるのとはちがい、定年は会社などのきまりによるものである。欧米では定年制度を廃止したり、本人が定年を選択できるようになってきたが、わが国ではある年齢に達すると解雇するという労働契約のうえに成り立っている。その年齢は五五歳や六〇歳であり、近年は六五歳に延長する動きもある。このことから定年をあらかじめ人生設計に組みこみ、その後の生き方を設計することもできるわけである。定年後を第二の人生として数年前から準備する人もいる。

しかし定年が、中高年者にとってだけでなく、社会的な問題としても注目されるのは、この転機をうまく乗り切れない人が少なくないからである。また、八〇歳・九〇歳までの生が可能になった今日、定年後を第二の人生というにはあまりに長い時間だからでもある。

定年退職後にうつ病が生じることは以前からよく知られている。会社という組織のなかで仕事や役割、地位、人間関係などを保証されていた人が、それらを一挙に失ったとき、虚脱状態におちいったり、一日をなにもせずにすごす生活を送るようになる。対象喪失はメランコリーという喪の作業（悲哀）をへて新たな対象にむかうとフロイトは述べたが、この過程をうまく乗り切れないとうつ病になる。

この年代のうつ病はしばしば遷延する。というのも新たな対象をみつけるのがむずかしいためである。すでに予定されていた定年を迎えたときに準備がないということは、新しい価値観にきりかえられなかったことを物語っている。そのため、うつ状態を脱するのに数年を要するケースが少なくない。なかには脱却できないままに年をとり、身体的な疾患でさらに事態が悪化したり、痴呆が出現して問題が変質してしまう場合もある。

夫の定年により妻も変調をきたす

定年は家族、とりわけ妻にとっても大きな問題である。夫が勤めていたときには日中は自分の時間であった。自分のペースで家事をこなし、趣味に打ちこんだり、親しい友人との会話や、サークルへの参加、ボランティア活動なども自由にできた。ところが夫が一日中家にいるとそういうわけにいかなくなる。時間だけでなく精神的にも拘束される。また、長い時間を一緒にすごすようになって、これまで気づかなかった夫の一面を知り、幻滅したり嫌悪感をいだく場合もある。こうして妻がうつ病になったり、離婚にいたることになる。

銀行役員を七〇歳で退職した男性は、当初から強迫的な性格を遺憾なく発揮して妻を悩ませた。たとえば食事は、朝は七時、昼は一二時、夕方は六時と指定し、二分前に食卓に座りテレビをつける。一分の遅れも許さない。妻が買い物で外出する際には予定の帰宅時間をすぎると激怒した。また長年、糖尿病と高血圧で通院しているが、予約の日時や電車の切符をしつこく確かめ、薬の変更があると主治医や薬局に何度も確認するため、精神科に紹介され、強迫神経症の治療を受けるようになった。

それだけでなく妻も夫の言動に振り回されているうちに不安焦燥の強いうつ病になり、夫との生活を拒み娘の婚家に避難した。娘や妻は彼の異常な言動から痴呆ではないかと訴えるが、そのような兆候はない。それどころか、妻の変調が顕在化したころから落ち着きをとり戻して、妻の病状を案じながら一人暮らしをつづけた。

妻は一年後に肺ガンで入院したが、亡くなるまで夫の面会を拒み、娘も入院している病院を教えなかった。彼は妻や娘が自分を拒む理由がわからず、納得がいかなかったものの、若いころからの願望だった近松門左衛門と森鷗外の作品や研究書を読みあさっている。妻の死を知らされたときには、「そうか」と一言発して深い沈黙にしずんだ。葬式ではいっさいを娘たちにまかせた。彼は数年後の今も娘の手配した家政婦のサポートで一人暮らしをつづけているが、四〇年以上にわたる結婚生活をこのような形で締めくくった妻の思いは、どんなものだったのだろう。

この夫婦の経過は、定年退職後に生じる問題の一面を象徴的にしめしている。彼は強迫的な性格ゆえに銀行という職場で有能であり評価されて出世した。その結果、妻や子らはその恩恵に浴してきた。しかし退職すると強迫症状をあらわにして、妻がその症状にさらされるようになった。彼女にとって、夫とは出勤すると夜遅くに帰宅するという関係だったため、新しい状況にどう対応してよいかわからずにパニックにおちいった。

強迫的な性格は社会的には有益であり、問題となる一面は、銀行という広い場では大勢の部下や同僚に拡散して薄められてきた。ところが退職すると、家庭という狭い場で妻が一人でそれを引き受けなければならなくなった。こうして、誠実で完全主義的な妻はうつ病になった。それが治ったとき、肺ガンと診断された妻は、それ以降を自分だけの人生と定めて夫のもとには戻ろうとしなかった。

人生観・価値観を変える

会社での成績や出世を生き甲斐にしてきた人生から脱却して、家族に目をむける人もいる。彼らはそれによって心の安らぎを知ったという。それまでの生き方のなかでは味わえなかったものに価値をみいだした人たちである。また定年で会社を辞めてから、趣味だった絵画の知識と人脈をもとにして小さなギャラリーを開き、家族とともに働くことの喜びを知ったと語る人もいる。あるいはボランティア活動を通じてそれまでとはちがう役割や人間関係に気づいて、いきいきとする人もいる。

このような人のなかには激しい競争社会を生き抜いて管理職になった経歴の持ち主もいる。彼らはこれまでの社会生活では体験したことがない仕事に充実感をおぼえる。それは高齢者や家族とのかかわりから学んだことである。彼らは高齢者や家族から信頼されていて、けっして一方通行的な関係ではない。そこには社会生活のなかで身につけた人をみる目や、一方に偏らない見方や考え方が生かされていることがみえる。

このような変化は横軸方向の広がりとみなすことができる。それまでの縦軸の指向性を検証し、次の課題や目標を模索する。会社や家族のため、出世や業績といった関係性のなかにしばられた生き方ではなく、自分の精神的な世界を広げたかめるものである。そこからもたらされるものは、個人の精神的・文化的地平の豊かさという横軸の広がりである。こうして自分個人として生きることの大切さを自覚し、自分自身の内的存在を体験することが個性化といわれる。それは、感受性が豊かになるという情感の広がりや、人にやさしく共感できるといった人間性や、趣味の世界を深め、それをとおして人間関係も豊かになるということである。これらは上昇指向にはたいして役立たない。それゆえこれに価値をみいだすにはそれまでの人生観や価値観の変革が必要である。

縦軸から横軸への変化は、この年代の誰もが体験するわけではない。それまでの人生のままに突っぱしる人もいれば、対象喪失によりうつ病になり、さまよっている人もいる。しかしそのような人たちも大抵は、これまでの生き方に疑問を感じたり挫折を内包していることは心にとどめておくべきであろう。そのような錯綜した内的世界を引きずりながら、老年期へとむかっていくのである。

しかしどちらの場合も、精神的な異常や精神病を発症するには素因やパーソナリティといった要因の影響を無視できない。ところが老年期に精神症状を呈する人の多くは、人生の危機状況を破綻しないで乗り越えてきた、精神的な平衡を保つ力の強い人である。そのような人が精神的な異常をきたすということは、老年期という状況が大きく影響していることを物語っている。

一人暮らしを謳歌していた高齢者が腰痛や風邪で二、三日寝込んだのをきっかけにうつ病になる例がある。このような人の大半は活動的で交友関係も少ないわけではない。彼らは、同居して家族に気を遣ったり遣われることを嫌い、一人暮らしを選んでいる。ところがささいな身体的な不調によって、潜在していた不安が現実味をおびる。「一人で暮らせるあいだは人の世話にならない」といっていたとしても、一人暮らしが困難になったときに、家族との同居や老人ホームへの入所へきりかえられるとは限らない。むしろそういう決定を先送りするケースが多い。

人格の成熟

4．老年期の成熟と性格変化とスプリット

もう一度エリクソンに戻る。彼は老年期とは、一方で死に向きあい、もう一方で生の課題を次の世代に伝えるべく人生の集大成をはかることだという。この年代になると、それまでの特質（パーソナリティといいかえてもいい）は新しい価値をおびるようになる。そこで大切なことは、その起源を問うことではなく、今の有りようをそのものとしてとらえることだと主張する。

これまで紹介した事例をみても、老いを生きる姿はじつに多様である。考えてみればそれは当然のことである。高齢に達するまでにさまざまな人生がある。職業や地位、役割などが人によりちがう。生活環境のちがい、たとえば都会か農村か、家族との人間関係、貧富の差など。そのうえ、成功と挫折、喜びと悲しみ、出会いと別れ、などの悲喜こもごもな人生経路。それらが一人ひとりのパーソナリティに影響し、新たなパーソナリティを形成してい

く。里見弴の表現を借りれば価値観や人生観、人間観に厚みをくわえるということである。さらに老年期には、慢性疾患やマヒ、失語、痴呆といった障害が生じやすい。それに対する受けとめ方も、パーソナリティや生活状況などによりまちまちである。

ところがこれまで高齢者のパーソナリティにかんしては、はじめに述べたように老年期の性格傾向という共通するものがあるかのように語られたり、適応のあり方で類型化しようとしてきた歴史がある。後者について補足すると、「適応良好群」とは人生に成功したり家族関係に恵まれているものを基準にしている。安楽椅子型とか円熟型という名称からもそれは窺えよう。一方、「適応不良群」とは、自分の失敗や不幸の原因を人のせいにしたり、自責的になるものである。

しかし、このような単純な類型に意味があるのだろうか。円熟型といわれる人たちにも、挫折や失敗はあったであろう。また、妻に頼まれてそれまでの会社を辞め、妻の一族が経営する会社の再建にたずさわりそれに成功したが、妻の死後、娘婿と娘に会社の地位を剝奪され家からも追われた九〇歳の人の老年期を、不適応群だといえるのだろうか。

「私は毎日一ページでも本を読むことにしている。必ず教わることがある」。これは九〇歳をすぎた女性が日々の生活をきかれて、店番をするかたわらのこととして語った言葉である。高齢者の何気ない言葉には、このように含蓄がある。また、両親や学校の教師たちが手を焼いている非行少女を暖かくつつみこんでいる祖母もいる。息子にまかせた工場の経営が行きづまったとき、口出ししたり息子を責めたりせずに黙々と仕事に精をだし、息子や工場で働く人たちの支えになっている八〇歳の男性の姿勢や行動からは、人生経験のなかで蓄えられた、どんな事態に対しても偏らない豊かな知性と、どっしりとして動じない生き方をかいまみることができる。

望ましい老いの姿とは

彼らはこれまでの人生で、喜びのあとには悲しみがおとずれることを知っている。成功のあとには挫折や失敗が、そして幸福と不幸は隣りあっていることを経験をとおして知っている。そのために新しいことに慎重で、保守的とか頑迷《がんめい》固陋《ころう》といわれる。それは発展の陰にひそんでいる危険を察知しているからでもある。物事を一面だけで判断しない知恵を身につけているために、ときにはその判断は取り越し苦労ということもあり、先見の明があったと賞賛される場合もある。どちらにせよ、大きな失敗をしない。また、人に対するおおらかさや暖かさは、多くの人とのまじわりで身につけた人の本質をみぬく眼力によっている。それは過ちや偽りでさえ許容してつつみこみ、人はそこに安らぎを感じる。小さい子どもは老人に近づいていく。恐れたり警戒しない。老人も子どもたちを差別なく受けいれる。このような姿は老いていくなかでえられるものである。

老年期にいたっても、強迫や自閉という特性が変わるわけではない。さまざまなパーソナリティは、その個人の歴史の影響を受けながらはぐくまれる。その一方で、老いは右に述べたような人間性をもたらす。それはその個人の人間性の幅を広げ、奥行きを深める。それが望ましい老いといわれたり理想像とみなされるものであり、老年期の課題である統合なのである。

誤解を避けるためにつけくわえるならば、老年期のパーソナリティに一つの理想型があるわけではない。一人ひとりの価値観や人生観はそれぞれの歴史的な背景をもち、当然それは異なっている。しかし老いは人間性に豊饒《ほうじょう》化をもたらす。それは個人の特性（性格や価値観など）と対立するものではなく、それらを消去するものでもない。また、知識や技術を身につけることでもなく、社会的な地位の向上や富をふやすことでもない。

人格の統合とは、老年期における到達目標としてあるのではなく、老いにいたるまでのさまざまな体験により裏打ちされたものである。それは数々の挫折や失敗による悲しみや悔恨と、成功や目標達成の喜びなどをへて獲得したものであり、だからこそそれは一人ひとりちがう。そもそも人格に完結というゴールはありえないのである。

外では人格者、内では自己中心的

ここで老年期におけるパーソナリティの多様性という視点から、統合とは別のあり方をつけくわえる。それは「スプリット（分裂）」という概念である。

スプリットとは、人格の解離した状態に対して精神分析学派から提示された説明概念である。すなわち、ヒステリーや二重人格などの人格の解離は、本人の意識した人格(A)と、無意識下に押し込められた別の人格(B)から成り立ち、AはBについて知らない。つまり一人のパーソナリティを意識と無意識にわけて、それが上下にスプリットした状態であると説明する。たとえば、多重人格はAが次々と入れかわるが、無意識下のBについては意識できない。

ところが近年、家庭内暴力や不登校などをしめすことで注目されている「境界型パーソナリティ」は、これとは別のスプリットである。それは次のようなものである。

ふだんはおとなしく礼儀正しい(a)高校生が、家庭で親に激しい暴力をふるい(b)、近所の人の通報で警察官がかけつけると、玄関に当の高校生がでてきて「うちはなにも問題ありませんのでご心配なく」と丁重に応対する(a)。また、主治医に対して「信頼して話せるのは先生だけだ」と全面的によりかかる(c)かと思うと、別のときには「なにもわかってくれない」と激しく攻撃する(d)。そして次の面接ではそれを謝る(c)。

このようにその時々の状況や相手により人格が変わったり、同じ人に対しても正反対の感情が表出される。a、b、c、dが入れかわるが、それらは意識、無意識にわかれているのではなく、それぞれを認識している。使いわけているとみることもできる状態である。それゆえ、これはパーソナリティが縦方向にスプリットしたとみなす。このような精神分析学派のスプリット概念は、ヒステリーや境界型パーソナリティ障害について包括的に説明できずに混乱状態にあった精神科臨床にいち早く受けいれられた。

この考え方をふまえて高齢者をみわたすと、スプリット概念で説明できる問題老人がたくさんいることがわかる。たとえば、外では人格者とか人格円満とほめそやされている高齢者が、家庭では自己中心的で家族を怒鳴り散らしているとか、ある人には優しく自己犠牲的なほどに面倒をみているのに別の人には冷酷にあたるといった有りようである。

複数の特性の使いわけ

若い世代のスプリットは、未熟さが中核にあり激しい感情の動きをともなうが、高齢者のそれはちがう。そのちがいとはなにか。それを考えるには、ある人のパーソナリティが一つの要素だけではないということが前提である。aという面もあり、bという面もある。またcとdを使いわけている場合もある。一般的には、それらが老年期にいたる過程で一つに束ねられ、統合がはかられていく。しかしそれとは別に、それぞれの特性がそれぞれにとぎすまされたままで鞘におさめられている場合もある。つまりその場、その時、そして相手によりまったく異なる特性を発揮する。

肺炎で入院したある八〇歳の女性でそのことをみてみよう。彼女の場合、家族（嫁）が報告する家での行動は、病院でみる姿とはかけ離れたものであった。異常が目立つようになったのは一、二年前からという。入浴は一か月以上拒むことがしばしばで、トイレに間に合わないこともあり、尿や大便を衣類につけたままでも平気、家族が臭気に気づいて着替えさせるが自分ではなにもしない、注意されると「私はなにもわからない」と言うのみで謝りもしない。そのため家族は痴呆とみなしてきた。ところが入院すると、ＡＤＬ（activities of daily living、日常生活動作）はまったく問題なく介護の必要はない。生活史や現在の生活状況などは正確に話し、前日の面会者についても正しく記憶している。痴呆は認められない。品のいい物腰や話し方などのため、病院スタッフからは好感をもたれていた。

彼女は身のまわりのことをする付き人が三人いる家庭で育ち、結婚してからも家事は家政婦がしてきた。夫の死後、家は没落したものの財閥系商社の部長をしている息子と同居。嫁は女性の人権問題に取り組んでいる弁護士である。そのため家に帰るのは夜遅いことが多く、それが彼女には不満らしいが表立って口にすることはなかった。家事や彼女の身のまわりの世話は家政婦が日中にしてきた。しかし、右のような異常行動がはじまってからのこの一、二年は、息子も嫁も帰宅してから母の後始末に追われ、休日も気が休まることがない。痴呆の介護施設に入所の手続を進めていた息子夫婦は、「あれが痴呆でないとすればなんですか」と憮然としている。

一、二年前に、彼女のなかになにか変化が生じたのであろうが、それを痴呆で説明することはできない。むろん、このような異常性の高度なケースのなかには、しだいに痴呆が顕在化するものがある。しかしこの事例でわかるように、知的機能の障害はないか、あるにしても軽いのに、行動の障害だけが高度というのは痴呆だけで説明することはできない。たとえ痴呆性疾患であったにしても、このような行動は、すべてにわたって世話をさせるという形での陰性化した攻撃とみなすことができる。

このようにある状況では人格障害とみなされるような異常な行動パターンをしめすが、別の場では、そういう一面があるとは信じられないほどに上品で温和な人格者としてふるまう。それは未熟な人格のためではなく、その個人の特質がそれぞれにとぎすまされて内包されていて、異なった側面が状況反応性に表出されるためと考えられる。

脳の老化による性格変化

老年期のパーソナリティとは、これまで述べたように若いころから引きずっている〝その人らしさ〟を核にしているが、老年期は脳の老化という生物学的な問題がそこに関与してくる。脳はあらゆる精神活動の生物学的基盤である。たとえば言語機能が大脳の左半球にあり、話をする部位と話を理解する部位は別であることや、読んだ文字を理解するために視覚と言語機能を中継する部位などがわかってきた。また右半球には図形や物の位置関係などを認知する機能がある。まだ脳の機能については未解明のことが多いとはいえ、ＣＴやＭＲＩなどのさまざまな技術を駆使して脳の機能を画像化する研究や、分子生物学による精神活動の物質的な動態の解明は急速に進んでいて、二一世紀にはさらに発展すると期待されている。

脳も心臓や肝臓、腎臓と同じく内臓の一つである。神経細胞は、心筋細胞と同様に細胞分裂を終えた高度に分化した細胞である。そのため、生まれたときの細胞はその人が死ぬまで入れかわることがない。途中で細胞が死ぬと、ほかの細胞がそこを埋める。それを瘢痕《はんこん》という。脳の血管が詰まってその血管の支配を受けている神経細胞が死ぬと、その部位に脳梗塞巣といわれる瘢痕が生じる。心臓も心臓の栄養血管が詰まると心筋梗塞になる。そこにできた瘢痕は消えないので、心電図検査でわかる。ところが肝臓や皮膚では、細胞分裂しながら細胞の死と再生が営まれている。そのため、親の肝臓の一部を自分の子どもに移植することができる。移植された親の肝臓の一部が細胞分裂をくりかえしながら一つの肝臓になる。そして親の肝臓の切り取られた部分も修復される。皮膚の切り傷も跡形なく治る。しかし傷が深いと間葉《かんよう》組織が出動して応急の修復をする。それが傷跡として残る。

神経細胞は三〇歳をすぎると一日に一〇万の単位で死ぬといわれる。一年で約四〇〇〇万、一〇年で四億、五〇年で二〇億に達する。この時彼／彼女は八〇歳である。神経細胞は約一四〇億と推定されているので、一二〇億になったわけである。老化とはこのような過程をさしている。外傷やアルツハイマー病によって神経細胞が死ぬスピードは、このような悠長なものではなく、まったく別の次元である。

このような生理的な老化でも、物忘れや集中力の低下といった精神的な衰えは生じる。当然ながら、それはパーソナリティにも影響する。よくみられる変化は、行動や理性の抑制がきかなくなり、たとえば怒りっぽくなったり、涙もろくなったり、けちになるといったものである。また、だらしなくなった、孫とお菓子のことで喧嘩する、衣類が汚れていても平気、といった変化をしめすこともある。また、無気力になったり、破廉恥なことをするのも、前の状態をふくめて「抑制欠如」ととらえることができる。

このことをふまえて、老年期に共通してみられる性格変化を次の三つに大別することができる。

第一は、それまでの性格傾向が強調されるもの。「尖鋭化」ともいわれる。怒りっぽい人がますます短気になる、用心深く慎重な人が猜疑的になる、けちな人がますますその度合いをつよめる、といった変化である。

第二は、「対照性格の顕在化」である。これはたとえば、布教活動に熱心な敬虔な宗教家が年をとってから女性の下着やヌード写真を収集するようになる場合である。若いころには隠れていた面が前にでてくるという変化である。

第三は、「穏和化」である。老熟といってもよいが、感情は多幸的といっていつもにこにこしている。それは細かな感情の動きが失われて悩んだり心配しないということである。好々爺といわれる姿がこれにあたる。

第3章　中高年の喪失体験をみつめる

若いときとはちがう意味

　これまでみてきたように、中高年以降の喪失体験は心理的に重い意味をもつことが多い。しかし喪失体験は、この年代に特有なのではなく、誰もがどの年代でも体験するものである。若いころの喪失体験は、新たな創造への転機になりうる。受験の失敗や同僚との競争に敗れたことが、バネになり発奮する。失恋したり大切な人を失ったからといって、いつまでもメソメソしていられない。事業に失敗したり失職したことが、それまでとはちがう道に進んで、新しい分野での成功をもたらす場合もある。若い年代は明日に目をむけているので、喪失体験は新たな展開のきっかけになる。

　ところが老年者はそうはいかない。限られた時間のなかで新たな創造はむずかしい。失ったものは、数十年の歴史が刻み込まれた精神的な財産であり、それが現在の自分のよりどころとしての証しである。もはや、それに代わるものを手に入れることはできない。

こうして、ある個人にとっての生活上のできごとが、年をとってからと若いときとではちがう意味をもってくる。また、年代や立場が異なると、一つのできごとがちがう意味で受けとめられることもある。たとえば多世代が住む家の改築は世代により受けとめ方がちがう。そのことを端的にしめした事例をとおして、喪失体験を考える。

家の改築がもたらす精神症状

娘婿が家を乗っ取ろうとしている、自分の財産を狙っているという「盗られ妄想」のために精神科を受診した七五歳の女性は、娘夫婦が二階に彼女のために増築した部屋へ移ったときから、この妄想がはじまった。

彼女は二、三年前に健忘が目立つようになり、アルツハイマー病と診断された。しだいに進行するため、娘夫婦は在宅でケアする方針で彼女のために日あたりのよい居室を増築した。自分たちは日のあたらない彼女の居室を使うことにした。

ところが彼女はそうは受けとらなかった。「私の部屋はあの家のあるじの部屋だ。私を二階へ追いやって、自分たちがそこにはいった。婿は家を乗っ取ろうとしているのだ。娘はだまされていて、それがわからない」と診察時に語った。

彼女は三〇歳のときに夫を亡くしてから、大学教員として働きながら娘を育ててきた。娘は結婚後も同居している。彼女は孫二人をかわいがり、大学進学まで面倒をみた、存在感のある偉大なおばあちゃんだった。婿は大手商社に勤め管理職の地位にあるが、家のことは妻と義母にまかせてきた。彼女が家のあるじであった。ところが七〇歳で大学教授を退き、痴呆がはじまると、大事なことが自分ぬきに決められるといって怒るようになった。それは彼女が忘れてしまうためであるが、家の増築工事も彼女にしてみれば寝耳に水のできごとであった。そして部屋を変わることも納得できなかった。

家は彼女のものである。そして皆が集う居間に接した部屋があるじとしての彼女の居室であった。夫の死後、家を守り娘を育て、孫を養育しながら大学教授の仕事も勤めてきた。日のあたらないその部屋は、彼女にとって四〇年にわたる苦労の歴史が刻み込まれた大切な財産である。日あたりがよくて、トイレもついている新しい部屋は、彼女にとってなんの意味もない。

一方、娘にしてみれば、これからも症状が進行する先をみこし、一日の大半を家ですごす彼女のために日あたりのよい部屋を増築したのである。ケアを必要とするようになることを考えてさまざまな工夫をくわえ、日中は家にいない自分たちが日のあたらない部屋に入った。

母親は過去に価値をみいだし、部屋換えによって自分の存在基盤をおびやかされると受けとった。「盗られる」という妄想は娘夫婦に対する反撃なのである。一方、娘夫婦にしてみれば、母のために増築し部屋換えしたのであり、自分たちに対する母親の攻撃は青天の霹靂《へきれき》であった。

このように一つのできごとが、年代や立場によりまったく異なった意味をもつことがある。このことが認識されないと、理解しあうことができずに別々の世界に住んだまま、相手を異常視することになる。いったんそのような関係におちいると、不安や怒りを言語化できずに、異常な言動で表現する高齢者は不利な立場におかれる。痴呆があると決定的である。しかし、異常な言動はどうして生じたのだろうと高齢者の立場で考えてみると、改築や人間関係の変化など生活のなかに原因があることがみえてくる。喪失という視点で考えると心理的な意味が理解できることが多い。

理解すれば解決するかというと、必ずしもそうではない。この事例も同じであった。しかし家族は、妄想が増築や部屋換えによる心理的な反応なのだと理解できると、母をみる目は変わり、対応にゆとりが生じるようになった。異質な世界に移ったと思っていた母が、自分たちと同じ世界に戻ってきたのである。

ゆとりがなぜ大切なのか

ゆとりは、高齢者が喪失体験による心理的なダメージから立ち直る場合に重要な役割をはたす。問題は、ゆとりをとり戻すのには時間がかかることである。家族や周囲の人びとの理解をえられるようになるとともに、高齢者が解決できるようになるまで待つことができるかどうか。つまり彼らにも、ゆとりがもとめられている。

七八歳の男性の事例は、この一か月ほとんど食事をとらず、家族と話もせず、夜中に奇声を発するという。彼の住む家は百年前の建造物である。七〇歳のときに建築業を息子に譲り、趣味の盆栽を楽しみ、地区役員を務めるといった悠々自適の日々を送っていた。

息子は家族がふえて今風の生活にあわなくなったために、敷地内に新しい家を建て、旧い家は壊して、そこに事務所を移転することにした。父親にも相談して了解をとった。ところが新しい家ができあがり、引っ越しの段取りを打ち合わせるころから、父親は食事をとらなくなり話もしなくなった。住みなれた家をでるのが耐えがたいのだろうと、家族は引っ越しをのばしてきたが、いつまでも待てないために二週間後に決めた。孫は、祖父がうつ病ではないかと考え、精神科を受診した。

老人は診察のなかで、「あの家には祖父の代から住んできた。代々の位牌が祭ってある。自分は祖先を守らなければならない。だから自分はあの家に残る」と語った。実直で律儀な性格をそのままにあらわした話である。うつ病でもなければ痴呆でもない。

息子はそれをきいて、旧い家を壊して新しく事務所を建てる計画は延期することにした。

孫がしばらく旧い家に残り、新しい家から食事を運んで祖父と暮らすことにした。

老人は「薬をのんだらよく眠れた」といって外来に通うようになった。表面的にはすべてが丸くおさまり、順調に経過した。二か月後に彼は薬をのまなくても眠れるようになったといって治療を終えた。

それからしばらくして孫が、「祖父が新しい家に移った」と報告した。それによると、祖父はある朝、「今日あっちの家に移る」と孫に告げ、自分で引っ越しの支度をはじめたという。理由を尋ねた孫に、「これでご先祖様への供養はすんだからだ」と答えた。孫は「考えたら、その日は引っ越してちょうど三か月目だった」という。今は新しい家でこれまでどおり暮らしていて、旧い家の跡に事務所を建てる計画も了承しているという。

なにが変わったのだろうか。なにも変わってはいない。しかし彼の価値観のなかでは、三代が住んだ家と祖先の位牌を守ることが彼に課せられた重要な使命だったのであろう。ところが新しい家に移らなければならない事態に直面して、理由はわからないが三か月という時間を設定した。それは合理的な根拠にもとづくものではないが、彼にとってはそのような時間と手続きが必要だったのだろう。三か月という時間は、新しい価値へきりかえるための儀式で、それによってかれはゆとりをとり戻した。また、彼の家族は旧い家を取り壊すことをやめ、孫は一緒に暮らすことで彼を支えた。このようなゆとりが、彼を平常の世界に復帰させる大きな力になっている。

一般的には、このような経過をたどって諦めや断念という形で対象との分離がはかられ、新たな対象の発見へとむかう。フロイトのいう「喪の作業 mourning work」とは、親しい人の死の悲しみは、時間の経過とともにしだいに薄れていくという常識を心理学的な視点から深めたものである。それは、喪失の現実にもかかわらず、心のなかでは思慕の念と現実の否認をくりかえし、しだいに現実を認めるにいたる、「死者を殺す」心的過程なのである。高齢者は現実を認めても新たな対象をみいだすことがむずかしいために、喪の作業は、二年、三年あるいはそれ以上の歳月を要することになることが少なくない。また病的な喪（うつ病）から脱しきれないままに、身体疾患や痴呆化への経過をたどる場合もある。

喪失体験が身体疾患をもたらす

高齢者の身体疾患には喪失体験が関係していることが多い。肺炎や脳梗塞、心筋梗塞、アルツハイマー病の発症に心理的な要因や環境変化が関係するということは、医学的な常識でないために無視されがちであるが、発病にいたる経過を丹念に聴取すると関与を否定できない。ちなみに、老人病院で五〇名の患者の入院時に家族から発病時の状況を調査したところ、1/3に配偶者の死や転居などの喪失体験が認められた。家族の多くは関係があると感じていたが、主治医に話したところ無視されたり怒られたという。

心身相関という言葉は医学では常識なのに、患者を目の前にすると、それぞれの専門的な視点から身体あるいは心理に偏って説明されがちである。しかし、それが通用するのは若い年代である。彼らは心身ともに平衡を保つ力が強いので、肺炎になった場合には細菌に強くさらされたか、抵抗力が弱っていたと考えられる。喪失体験などの心理的な影響がつけこむすきは小さい。

ところが高齢者では心理的な問題で食欲が低下しているところに細菌感染がくわわると、肺炎になりやすい。感染自体はたいしたものでなくても、二、三日つづいた食欲不振は脱水をともない、体力を低下させ、肺炎を引き起こす。肺炎になると、腎不全をきたしたり、治療のための点滴により心不全をまねく。このような状況下で患者は絶望的となり、治ろうという意欲も失いがちである。

このように高齢者の臨床では、心身相関や病因について多元的に検討するという基本的な視点がもとめられている。このことは看護についても指摘できる。全人的ということが強調されるが、若者は疾患へのかかわりがあってもそのほかの面は自立している。一方、高齢者は、骨折で食事や排泄、更衣など生活全般が障害され、せん妄も生じる。こうして、全人的なかかわりが必要となる。

老性自覚

自らの老いを語った本に、体力の衰えや気力が萎えたことが記されている。マルコム・カウリーは、椅子にゆったりと腰かけているときには自分の肉体の強さにはなんの変化も生じていないと感じるが、猟銃を手にとったり、春なら釣竿をかついで出かけると、「ある地点で足を踏ん張った拍子に骨が軋み、前屈みになってバランスをとりながら、もはや狩猟も釣りもできなくなっていることを悟る」と記す（『八十路から眺めれば』）。肉体や環境が、「お前は老人だ」というメッセージをひそませているという。それと同じことを松田道雄は、八〇歳をすぎてから、なにもしないでぼんやりとしていることが気持ちいいと感じる、特別養護老人ホームでただ寝ているだけの高齢者の気持ちがわかったと記している（『安楽に死にたい』岩波書店）。

自分が年をとったと感じることを「老性自覚」という。日本の老年学の泰斗《たいと》橘覚勝《たちばなかくしょう》は、そのきっかけとして、白髪やしわ、あるいは足腰の衰えなどの身体的兆候と、忘れっぽくなったことや気力の衰え、集中力の低下などの精神的な兆候が多いことを指摘している（『老年学』誠信書房）。この老性自覚の年齢は個人差が大きく、四〇代から七〇代までの幅がある。たしかに、八〇歳をすぎても自分は老人でないと思っている人はいる。しかし老性自覚のきっかけとなった身体的兆候をみると、しわにしても白髪にしても、足腰が弱ったことにしても突然生じることではない。毎日鏡に映る自分をみていたはずなのに、ある日、顔のしわや白髪に愕然とする。それはどうしてなのだろう。

思いだしたくないことを意識の外に追いやって、無意識のなかに押しとどめておこうとする自我の防衛機制を「抑圧」というが、それとならんでよく知られるのは「否認」である。自分ではみたり聞いたりしてわかっているにもかかわらず、その現実を認めようとしない心の働きのことである。老性自覚とは、老いや衰えの否認から現実を認める段階にいたったということができよう。しかしその多くには、仕事の失敗などの挫折や人からの言葉や態度に傷ついたエピソードをきっかけにしている。だからこそ、日ごろみなれている自分の顔のしわに愕然とするのである。

脳疾患と骨折が多い

老年期には、脳梗塞（血管の内腔が詰まる）や脳出血（血管が破れる）にかかることが多くなる。この病気はマヒや失語などの障害を生じることが多いので、高齢者にとっては深刻である。またパーキンソン病も高齢化につれて急増している。この病気は、動作が緩慢になり、手足や顔などに震えが出現する、足がすくんで前かがみの歩行になる、歩きはじめはなかなか足が出ないが、いったん歩きはじめると止まらなくなってしまう（突進現象）といったように運動機能の障害が中心だが、高齢者がふえるにつれて痴呆をともなう患者が二〇％から五〇％以上いると報告されるようになった。そのほかに、痴呆ではアルツハイマー病が多くを占めるが、それについては項をあらためて述べる。

このように老年期には脳の疾患が多い。脳疾患の特異な点は、運動機能か精神機能の障害を生じることである。マヒやパーキンソン症状は介護を必要とする。失語症も言葉のマヒである。また痴呆は生活行動に障害を生じ、状況を正しく認識できないために介護者の負担が大きい。心疾患や肝疾患、腎疾患でも多かれ少なかれ生活上の問題を生じるが、これほどストレートではない。

生活行動に困難をもたらすことでは、運動器である骨・関節の疾患も老年期に多い。膝の関節が腫れると、その痛みで起居動作も苦痛になり、外出はもってのほかである。肥満は、荷重を足の付け根と膝にかけるので負担を大きくする。そして骨折も多い。なかでも高齢者では大腿骨頸部《だいたいこつけいぶ》骨折が多い。これは、足の付け根にあたる大腿骨骨頭を支える部位の骨折である。今日では人工骨頭の技術が進んで歩行をとり戻すケースがふえているが、依然として寝たきりの大きな原因である。

クスリは安全か

ちなみに高齢者の骨折の調査では時間的には夜間が圧倒的に多く、その大半は睡眠薬を服用している。アルコールの問題にふれたところで睡眠薬が安全であると述べたが、それは相対的という条件付きである。今日広く用いられているベンゾジアゼピン系の睡眠薬や精神安定薬は、それ以前のブロムワレリル尿素（ブロバリン）やバルビツール（ルミナール）などに比べて有効で安全性にすぐれている。

ところが高齢者では、必ずしもそうとはいえない。まず第一に、せん妄を生じやすい。はじめて痴呆病棟を担当したときに、アルツハイマー病の患者に使われていた睡眠薬を中止したところ、なにも落ちていない廊下でゴミを拾い集めるような動作や、濡れていない床をふく行動がなくなり、夜間の幻覚も消えたのに驚いた経験がある。当時どの本にもそのようなことは書かれていなかったが、海外の文献をあさったところ、イギリスの老年医学書にベンゾジアゼピンによる問題が詳細に記されているのを発見して確信をもてた。

第二は筋弛緩作用が強いことである。足腰の力が弱り、立ちあがろうとしても腰に力がはいらない。疲れやすく、脱力感が強い。足のふんばりがきかないために、つまづいたり転びやすくなる。高齢者は夜中に二、三回はトイレに起きるが、睡眠薬をのんでいると転倒しやすい。大腿骨頸部骨折はこうして夜間に多発する。

高齢者の不眠にはどう対処すればよいのか。まずは古めかしい薬だが、筋弛緩作用がないブロバリンなどを使う。ルミナールは高齢者では作用時間が長く筋弛緩作用も強いので不適である。ベンゾジアゼピン系の睡眠薬や精神安定薬を使う場合には、作用時間の短いものを少量にすることが原則である。あくまで睡眠導入にとどめる。

身体的喪失が精神的世界を狭める

マヒにしても痴呆にしても、運動器の障害でも外出がままならなくなる。買い物ができない。散歩ができない。長年続けてきたお茶や書道、謡などの集いにでられない。こうして人との交流も少なくなる。芝居や音楽会にも行けなくなる。

身体的な機能の喪失でもう一つの重要な問題は、感覚器の衰えである。とくに視力と聴力の衰えは、生活行動に支障をきたすだけでなく、人間関係や精神的な活動を大きく制約する。

視力の衰えは、新聞を読んだりテレビをみることを妨げる。読書ができない。こうして外界からの情報が極端に減ってしまう。また人の顔や動作がみえない。したがって周囲の反応や動きがわからない。風景がみえないために、四季折々の自然の変化を楽しむことができない。トイレに行くにも、着替えをするにも食事をするにも、人の手を借りなければならない。こうして、自分の意思で自由に行動することができなくなる。

また、聴力の衰えによって人の話が聴こえなくなることは、どんなことをもたらすのか。テレビやラジオの音声が聴こえず、自分の声も聴こえなくなるために、はじめは大声で話しているが、しだいに話さなくなる。それだけでなく周りの人たちが話しかけなくなる。というのも、大声で話さなければならないのが面倒だからである。大声で話すことによってテーマが限られてくる。「ご飯です」「お風呂」というように短い言葉ですませるようになる。心のひだにふれるような会話ができない。こうして人情の機微が伝わらなくなる。

難聴の人との会話に補聴器を使うと、家族が目をみはるほどに雄弁になる。家族は「なにも言わないし、話してもわからないのでボケたと思っていた」というが、聴こえるように話しかけていないのである。補聴器を使うと、こちらが力まないで話せる。本人も自分の声が聴こえるので自然と多弁になる。補聴器は周囲の人たちに必要なのである。高齢者は補聴器を嫌うが、聴こえないことに不便を感じていないためと、耳にいつもつけていると音が聴こえすぎてうるさいからである。補聴器の性能の改良（相対している声や音だけがよく聴こえる集音性や、音質など）が望まれるが、とりあえずは食事時や会話場面だけに用いるようにすれば、高齢者にそれほど嫌われずにすむのではないか。

一般に聴覚障害は視覚障害よりも精神的な影響が大きい。それを端的にしめしているのが難聴者の幻聴である（視覚障害者にも幻視がある）。それは、周囲の人たちの会話が聴こえにくいために誤解や邪推が生じやすいからである。会話している様子だけしかみえないために、自分のことを話しているのではないかと猜疑的になりやすい。

このように、身体的な喪失は日常の生活行動を妨げるだけでなく、人間関係を狭め精神的な潤いも失わせる。生活の場が家に限定され、人間関係も家族や介護者に限られる。介護者は家の外に自分の世界をもつことができるが、高齢者にはそれができない。これは「生きる空間の狭隘化」ということができる。

喪失体験を越えて

喪失体験が、ある人にとっては重いうつ病の引き金になり、別の人では大きな意味をもたない。それは、一人ひとりの性格によっても受けとめ方がちがうし、人間関係や生活状況によっても体験に軽重が生じるため、当然のことかもしれない。前にも述べたように、高齢者は残された時間が少なく、新たな創造のエネルギーも衰えているので、精神的なダメージを受けた場合、立ち直るのに時間が必要である。その過程は、過去の自己像をよりどころにして老いを否認していた構えから、現実に目をむけて老いを生きようと転換するのに必要な時間とみなすことができる。

「コタール症候群」というもっとも重症のうつ病から立ち直り、それまでの人生とは別の生き方をみいだした七八歳の男性の事例をとおして、この問題を考えてみる。

彼は七〇歳で大学教授を定年退職したが、外国文学の分野では第一人者だったために教えを乞う人の出入りは絶えなかった。ところがその二年後に、排尿障害で前立腺《ぜんりつせん》肥大と診断され、薬物治療を受けるようになった。強健を誇ってきたので、初めて体験する不調のため不眠となった。睡眠薬では改善しないため、うつ病の治療薬が用いられた。ところが抗うつ薬の副作用のために排尿障害が再燃した。不安と焦燥感が強まって、一気に精神症状は悪化した。食事をとらないため衰弱して入院した。入院時にはひどい脱水で栄養状態も悪く、肺炎を生じた。

食事や治療を拒むために精神科コンサルテーションをもとめられた。「血管はすべてつぶれているので点滴しても無駄です。胃と腸は切れてしまったので食べたものは腹腔内に溜まって腐るだけだ」と心気妄想を訴えた。そして歩いてトイレに行っているのに「歩けない、尿も大便もでない」、孫に勧められてジュースを飲んだのに「なにも口にしていない」といはるなど否定観念が顕著であった。そのほかにも、「自分の体内には原爆の破片が入っている。だから尿も大便もでない。私は一生、この責め苦を背負っていかなければならない」という荒唐無稽な妄想と不死観念に支配された話をしたり、付き添う妻に対して、若い男と関係した、自分と離婚しようとしていると嫉妬妄想をいだいて攻撃したりした。

しかしその一方で、「私の頭のなかには数十年のあいだに蓄積された外国文学とそれに関する知識が、昔の薬箱のように整然と収納されていた。なにをきかれても、それはどの引き出しにはいっていると即座に答えられた。それが、この一年前からわからなくなった。そうなると、数十年にわたって築いてきたものがガラガラと音をたてて崩れていくのを感じた」と、うつ病にいたった心的な背景を語った。

肺炎が治り、経管栄養を介して、抗うつ薬の投与が可能になり、精神症状への治療がはじまった。しかし、寝たきり状態が長かったために褥瘡《じょくそう》（床ずれ）と筋の萎縮《いしゅく》、関節の拘縮《こうしゅく》が強く、リハビリが必要であった。三か月後にうつ病が改善すると、褥瘡の外科的な治療にも協力的となり、リハビリにも積極的に取り組むようになった。こうして入院して一年半で退院した。

その後の生活は、若いころから好きだった焼き物に興味を深め、妻と連れ立って陶芸展や各地の窯《かま》をみて歩き、その一方で好きな酒をさがしもとめて楽しんでいる。

「病気のときに多くのことを学んだ。あんな自分にいろいろな医療関係者が治療にかかわってくれるとは思ってもみないことだった。それまでの自分の世界以外にこんな世界があるのだと感動した。それにひきかえ、外国文学の大家だとか名誉教授だとかというものにすがっている自分がつまらない存在にみえた。考えてみると、それは教え子や家族のためだと思ってきたが、そういう考えにしばられてつまらない生き方をしていた」。

こうして、自分中心に生きることの大切さに気づいたと語る。そういう彼を妻は、「病気の前より優しくなった。いつもピリピリしていたのが、穏やかでおおらかになった。今は楽しんで生きている。人間が一皮も二皮もむけた」と語っている。

喪失体験は客観的な事象であり、それをどう受けとめるかは主観的な反応である。その結果、ある人はうつ病になりそれを引きずる。ある人は妄想をいだく。また別のある人は身体病を生じ、立ち直れないままに痴呆性疾患となって別の経過をたどる場合もある。しかし喪失体験をバネに、新しく老いに向きあう人もいる。そこにいたるには時間がかかるにしても、豊かな老いを約束されているといっても過言でない人生のエピローグである。

数年かかった立ち直り

不眠と食欲低下、不安などの症状をもつ六八歳の男性の場合、二年前から内科を受診して種々の検査を受けたが、異常なしといわれてきた。胃薬と精神安定薬、睡眠薬を処方されているものの、改善がみられないために内科医の勧めで精神科にまわってきた。

彼は四〇歳のころに大手の出版社をやめて、友人と教科書出版の会社を興した。小さい会社だが、仕事はやり甲斐があった。大勢の学者や教師が編集に協力してくれ、そうした人たちとの交流からも得ることがたくさんあった。しかしこの分野も、大手の進出によって小さな出版社は悪戦苦闘の連続だったという。六五歳のときに体力的に限界を感じて友人に会社をまかせ、責任の軽い立場になった。すると、しだいに疲れやすい、食欲がない、不眠などの変調が生じるようになった。いつもなにか不安だと訴える。

神経症圏内の抑うつ状態と診断して外来治療がはじまった。不眠と不安は薬物治療で多少の改善をみたが、疲れやすさ、意欲低下などの抑うつ状態は遷延《せんえん》した。「ここに来るとほっとする。安心してなんでも話せる。ご迷惑じゃないですかな」といいながら、二週おきに外来を受診した。会社のことは気懸かりだが、責任がないので負担とは感じない。なにもしない自分にこれでいいのかと自問自答するが答はでない。これまでの人生は仕事が生き甲斐で、趣味は仕事だった、と笑う。

豊かというほどではないが、自分と妻の年金があるので生活には困っていない。妻は定年前に教員をやめて障害児施設の設立にかかわり、ボランティア活動などで忙しい。そんな妻の姿をみながら、「年をとると女性のほうがいきいきしていますな」と語る。治療開始から一年をすぎたころ学生時代から好きだったドイツ語の勉強をするといって、ドイツ語の入門書を読みはじめた。語学の勉強は高齢者に向いていないと忠告したが、久し振りに充実感がもてると打ちこんだ。しかし数か月すると、「やはり記憶できませんな。同じ単語で何回も辞書を引くのでいやになる」とこぼす。その後、妻が卵巣腫瘍の手術で入院すると、「この年になって、はじめて自分で食事をつくって食べた」と語るようになり、しだいに動きがでてきた。

精神科を受診して二年がすぎたころから、声に張りがでて動作も活発になった。「このごろは、教科書をつくるときに知り合った人たちからもらった著書を読んでいる。面白い。当時読んだ本も今、読み返すと全然ちがってみえる」とうれしそうに話す。ドイツ語は今も続けているが、テレビの講座を楽しむのが中心だという。

こうしてまず薬をのむ量が減った。さらに半年すると、外来受診を一か月に一回にしたいと申し出た。そうした形での外来診療が一年近くつづいた後、「自分でやっていけそうだ。仕事をやめた当初は若いころと同じように充実感を追いもとめていた。若いころとちがうとわかっていても、それに代わるものがないので不安でならなかった。しかし、しだいにそういうものはないと思えるようになった。諦めですな。でも、そう気づくと楽になった。自分は自分でしかないんだと思うと肩の力がぬけた。薬なしでやっていけそうです。それにしても、年をとるということは寂しいものですな」。それが、長いうつ状態への別れの言葉であった。

彼が喪失体験から立ち直り、新しい人生をみつけるには数年の歳月が必要であった。

第4章　老いの孤独

孤独がもたらす妄想

　バートランド・ラッセルは六〇歳をすぎたとき、大勢の人が行きかう駅で偶然、数十年ぶりに旧友と出会った。二人は抱き合い、他愛もない昔の思い出話に花を咲かせて笑いころげた。彼は、人ごみのなかに自分を知っている人が誰もいないということに孤独を感じ、自分と過去を共有する旧友と出会うことで、老いの孤独とはそういう人がいなくなることだと知った。そう記して、老いとは自分の過去を知っている人がいなくなるという真の孤独なのだという（『人生についての断章』中野好之・太田喜一郎訳、みすず書房）。

　老年期の孤独は一人暮らしを中心に語られることが多い。たしかに、身近な人が死に、子や孫や旧知の人が去り、高齢者は一人取り残される。高齢者だけの世帯や独居老人がふえている。しかし孤独とは、生活形態のことではない。八〇歳の女性は、「息子や嫁は親切にしてくれる。孫たちも私に優しい。買い物に一緒に行くし、せがまれれば野球を観に行く」と楽しそうに語るかたわら、あるときポツリと、「家族で食事をしていて、みんなが孫の学校での話でもりあがっているとき、その輪のなかに入っていけない。年をとることは寂しいものです」と語った。老いの孤独とはこういうものをいうのであろう。

ドイツの精神科医パウライコフは、高齢者に特異的にみられる一つの病態を「接触欠損妄想」と名づけた。彼によると妄想の内容は、「夜になると誰かが二階にはいってくる。音がする。朝になるといないがスリッパの位置が変わっている」「となりの部屋に子どもが大勢いる。親が連れてくるらしい。お腹を空かしているようなので、なにかあげなければ」といったものから、「誰かが家の外から毒ガスを撒いている。シューシューという音がすると息苦しくなる」という迫害的なもの、「近隣の誰かが貯金通帳や衣類を盗っていく」と訴える盗られ妄想などさまざまである。患者は圧倒的に女性が多い。そして一人暮らしである。離婚や配偶者の死といった事情でやむをえず一人暮らしになったものが大半を占めていた。精神病院に入院したり老人ホームに入ると、たちどころに症状が消えてしまう。つまり、人との接触がえられると妄想が消えるというのが、この奇妙な病名の由来である。

老年精神科の臨床では、こうした症状をしめす患者はまれではない。六八歳の女性は、亡くなった夫が毎晩となりのベッドに寝ていると訴えて老年精神科に連れてこられた。彼女の夫は、ある学会の理事長を長年務めるなど学問の第一線で活躍するかたわら、家でも家計などのいっさいを取りしきる人であった。彼女はそんな支配的な夫に頼りきって従順にすごしてきた。夫は七二歳のときに直腸ガンと診断されたとき、子どもたちを呼んで「母さんにはこのことをいわないように。パニックになるかもしれないので。痔ということにしておく」と話した。それは彼の妻に対する心くばりであった。

こうして彼女は、なにも知らされないままに夫の手術に付き添い、退院後の一年間は看病につくした。病状が悪化して再入院し、子どもたちから家で休息をとるように勧められて帰宅しているあいだに夫は亡くなった。彼女は夫の死に立ち会えなかったが、それは子どもたちの配慮であった。

葬式には妻として参列し、焼き場で夫の骨を拾った。ところがそれから数日して訪れた娘に「おかしなことがある。夜になるととなりのベッドに誰か寝ている。背中しかみえないのでたしかでないが父さんだ。不思議なことに朝になるといない」と話した。そんなはずはないと否定する娘に、「シーツが乱れているし、枕に使った跡がある」と譲らず確信している。精神病になったのではないかと心配した娘は母親を精神科に連れてきた。

死を受けいれる時間

彼女は夜中の体験をリアルに語り確信している。事実でなければ妄想である。ところが一方で、焼き場で骨を拾った話をする。夫が死んだという認識はある。そして娘の家に泊まったときや娘や息子が自宅に泊まったときには、この不思議な現象が生じない。このような矛盾する心理的な有りようは「否認」としか説明のしようがない。彼女にとって、存在のすべてであった夫の死を現実として認識するにはあまりに心の準備がなかった。ガンであったことも知らされず、夫の死にも立ち会えなかった。しかもその間、夫や子らの言動に疑いすらいだかなかった。彼女はそういう人であった。

これはロワンが報告した「幻の同居人」と同じ症状である。それは、一人暮らしの女性が夜になると「家のなかに誰かいる」と訴えるもので、非精神病性の妄想と考えられる。天井裏に誰かがひそんでいる、廊下を人の影が横切った、小さい子どもを連れた男がとなりの部屋にいるなどという。とりわけ、老年期になって離婚したり配偶者を亡くしたために一人暮らしになった女性に多い。これは多くの点で「接触欠損妄想」と共通している。

彼女に就寝前に少量の抗精神病薬を処方すると、「よく眠れるようになった。夫はこのごろあまり来ないようだ」とニコニコ話すようになった。しかし、夜の体験は事実だと信じて疑わず、三か月をすぎて薬を止めたところ、同じ症状が再燃した。症状が消えて、薬がいらなくなるほどに状態が安定したのは、夫の死から九か月がすぎてからである。その後は、夜の来訪者のことは忘れたように気にしなくなり、尋ねても関心をしめさず、さびしがる風でもなかった。

夫の死を受けいれる「喪の作業」に、それだけの時間を要したということができる。また同じころ、娘の家族が同居することがやっと決まった。それは彼女が望んだことだが、息子と娘のあいだで遺産相続をめぐる争いが生じて、彼女の生活が宙に浮いていた。それと、娘に勧められて教会に行きはじめ、そこでいろいろな人と知り合い、聖書を点字にする作業にくわわったことも、彼女をこれまでになく明るくした。はじめて、開かれた人間関係を結ぶことができた。それから数年たつが、娘によると母親は教会の仲間たちと元気に活躍しているという。

孤独に強い人

一人暮らしと孤独は結びつけて論じられることが多い。しかしこれまでみたように、一人暮らしの経緯はさまざまである。若いころから一人暮らしをつづけてきた場合には、結婚しなかった人、早くに離婚したり配偶者と死別した人、あるいは長年いっしょに暮らしてきた兄弟姉妹を失って一人になった人などである。こういう人の多くは、自ら一人で暮らすことを選んだので孤独という状況に強い。

人との交流を嫌って一人暮らしを望む場合もある。そのなかには自閉的な傾向の人もいるし、協調的な性格ゆえに、気を遣い疲れるのを嫌って人を、身内でさえ避ける場合もある。高齢者の一人暮らしはつらいだろうと息子や娘が同居するように誘っても、彼らの家族に気を遣うのをいやがったり、彼らに気を遣わせるには忍びないと遠慮する。このような生き方を選択するのは、必ずしも自閉的な人ばかりではなく、社会的な活動に積極的に参加する知的レベルの高い人が多い。

若いころから自閉的、嫌人的な生活をしてきた人は、高齢になるとさまざまな問題を生じることがある。人嫌いな人が、年をとったからといって人を好きになるということは期待しないほうがよい。このような生き方をする人は、そうすることで自分を守ってきたのである。人に好かれたいが、自分に自信をもてないために人が信じられない。近寄られると不安になるので、高い城壁を築いて自分を守ることに必死である。

若いころは生きるために人中に出て働き、仕事が終われば自分の城にこもる。人との交流は避け、家族でも行き来する人は限られていた。そのため家族からも職場でも近隣からも、変人とみなされて誰も近づこうとしない。若いころは生活能力があるので、それでよかった。しかし高齢になると働くことができなくなり、身体が弱って自力で生活することがむずかしくなる。あるいは病気になることもある。こうして人とのかかわりなしには生きていけなくなるが、そこでこれまでの自分の姿勢を変えるかというと、それはむずかしい。自分の城のなかにはいってきた人に対して過度に警戒的になり、妄想的な反応を生じて攻撃的となり、サポートを拒む。かかわる人は辟易《へきえき》するが、そのような高齢者を一人にしておくわけにいかないので、やむをえず彼／彼女にかかわっている。

夜一人になると寂しい

もう一群は、高齢になってから配偶者が亡くなったり、離婚して一人暮らしになった場合である。子どもが結婚して家をでたという場合もふくまれる。彼らは一人暮らしについての心の準備がない。したがって孤独という状況に脆い。

自宅で小さな精密工場を営んでいる七五歳の男性が、「不安心気状態」で受診してきた。彼は一〇数年前に妻を亡くしたが、その後は仕事を手伝ってくれる娘と生活をともにしてきた。敷地内の別棟には公務員になった息子夫婦が住んでいる。彼は、娘に恋人ができて結婚することになったと聞いたとたんに、心臓が苦しくなり救急車で病院にかつぎこまれた。そのときは異常なしといわれたが、それ以後、たびたび動悸《どうき》や胸痛《きょうつう》を訴えるようになった。

娘はしばらく結婚をのばすことにして、父親を精神科に連れてきた。彼の不安や身体症状は心因反応である。精神安定薬の使用によって症状が改善すると、考えにもゆとりがでるようになり、「自分の病気はわがままからきているとわかっている。娘には結婚して幸せになってほしい」と語るようになった。娘は、父親が工場をたたみ精神的に安定しているのをたしかめてから、半年後に結婚して家をでた。その後は息子たちが生活の面倒をみた。数か月後に一人で暮らす自信がついたといって、本人が診療の終結を告げた。

ところがそれから半年後に、激しい腹痛で食事がとれなくなり、たびたび内科を受診するようになった。検査で異常がみつからないために、再び精神科にまわされてきた。痩せこけてひたすら腹痛を訴える姿には、強い不安焦燥がみてとれ、黙って抗うつ薬を処方した。治療開始当初は腹痛にしがみついていたが、食欲が戻り腹痛の回数も減るにつれて、「寂しい！　なにしろ寂しいんです。息子夫婦は勤めているので日中は一人。夜の食事は嫁がつくってくれるが、息子の帰宅が遅いので先に一人でとる。それがすむと自分の家に戻って寝る。テレビはみているが、なにも面白くない」と語るようになった。

自分たちはどうすればいいのかと、息子夫婦が相談におとずれた。それに対しては、あなたがたは自分たちの生活のなかで精一杯父親につくしているので、あえてそれ以上のことをすることはなく、今必要なことは、父親が家以外に場をもつことと、家族以外の人間関係をもつことであろうというのが主治医としての意見であった。

息子夫婦は、父親の性格では断るのではないかと案じながらデイサービスの利用を勧めたところ、父親は喜んで受けいれ、早速通いはじめた。それまでなら嫌ったはずの痴呆や寝たきりの高齢者に混じって、ゲームにくわわったりスタッフの手助けをしている。まだ緊張がとれないために少量の抗うつ薬がつづけて処方されているが、腹痛や動悸はまったく影をひそめ、表情や感情はすっかり明るくなった。

生きていることがむなしい

地方議員だった夫を陰で支えながら三人の子どもを育て、気丈なことで知られた九〇歳の女性が、同居していた長男に先立たれた。夫は二〇年前に亡くなっており、小学校の校長をしている嫁は一か月後に転勤で単身赴任が決まっている。孫は大学進学のために同じころに家を出る。彼女にとっては長男の死だけでも耐えがたい喪失体験なのに、信頼している嫁と可愛がってきた孫に相ついで去られるという事態に直面したわけである。眠れず、食事ものどをとおらない。誰とも口をきかず、ふさぎこむようになったために、近くに住んでいる次男が精神科に連れてきた。

「この年になってこんな仕打ちが待っていたなんて信じられない。私がどんな悪いことをしたというんでしょう。生きていることがつらい。夫と息子が待っているあの世に早く行きたい」という。その心情はよく理解できたが、不眠や思考・行動の抑制と焦燥が強いので、うつ病と診断して治療をはじめた。症状が若干改善した一か月後に嫁と孫は去っていった。

彼女は、「毎日がつまらない。これまでなんのために生きてきたのかと考えてしまう。昼間はヘルパーの人たちや次男の家族が来てくれるので忘れていられるが、夜一人になると寂しくてたまらない」という。

それでも彼女はうつ状態を脱して、睡眠のために少量の精神安定薬を用いるだけになった。焦燥も消えた。ヘルパーと次男らに支えられながら自分で食事をつくっている。掃除、洗濯も自分でやる。しかし、「生きていることがむなしい。皆が親切にしてくれるのでありがたいが、役に立たない人間が生きていても仕方ないし、楽しみというものがない。一日一日がむだにすぎていく。あとは死を待つだけです」と淡々と語る。彼女に、長生きや生き甲斐を説くことができるだろうか。

毎週おとずれる息子

スウェーデンの福祉事情を見学したレポートのなかに、ある一人暮らしの高齢者とその息子の家族との交流の様子が詳細に記されていた(『デンマーク・スウェーデンで見た在宅福祉』萌文社)。毎週土曜日、息子の家族が車に乗って父親の家にやってくる。車には、庭で食事するための道具や材料が積んである。到着すると、孫たちは家のなかで祖父と話したり、庭で遊んだり、一緒にお茶を飲んだりする。そして息子夫婦が用意してきた食事をにぎやかに食べる。遠方に住む娘は、毎週というわけにはいかないが、日曜日にはできるだけおとずれるようにしている。

スウェーデンやデンマークの福祉に対しては、すばらしいと礼賛する人もいれば、いや、問題がたくさんあると批判する人もいる。しかしレポートやテレビで紹介される生活実態は、日本の高齢者となんら変わらない。一人暮らしは寂しい、早く死にたいと訴える人や、夜中に用もないのに巡回のヘルパーにＳＯＳを発して呼びつける痴呆の高齢者など。ある一人暮らしの痴呆の高齢者の部屋は、みごとに散らかっていた。高齢社会の問題はどこも同じであり、パラダイスがあるわけではないことを物語っている。

だが、ちがう点がある。北欧では個人主義が徹底していて、多世代家族が同居することはほとんどない。しかし右に紹介したレポートでは、家族が毎週おとずれるのはごくありふれた事例だという。彼は、毎週必ず息子の家族が来ると保証されているがゆえに孤独に耐えられる。一人暮らしは寂しく、孤独はつらい。だが、次の土曜日には息子や孫がやって来るということが、一人暮らしの寂しさや孤独に耐える原動力になっているのである。

個人主義か家族主義かは、その社会の歴史のなかではぐくまれてきた生活形態であり、そのことの是非を論じるのは無益であろう。世代間の関係はそれぞれに保たれているのである。家族の同居が望ましいと強調しても、同居の実態を一皮むけば、食事は別、会話もなく、挨拶は無視といった冷えきった関係がみえてくる場合がある。問題は、一人暮らしか同居かという生活形態から生じているのではなく、人間関係のあり方から問われなければならない。

一人ではないと思えるかどうか

人といい関係を結ぶことが幸せにつながるという価値観にもとづけば、孤独はみじめで寂しいと映る。精神分析医のストーによると、個人のあり方を人間関係を基準に論じるようになったのは、フロイト以降の精神分析の影響であるという（『孤独』創元社）。ただし、それは親子関係に重点をおいたものであるが。いずれにしても、周囲の人たちとよい関係を結べないと、うつ病や妄想などの精神的な問題を生むという。

このような時代思潮の流れのなかで、孤独は否定的にみなされる傾向がある。しかし孤独は老年期に特有のテーマではなく、思春期や青年期の若者もさまざまな形で孤独に直面している。少年期は、親に依存しながらいかに自立するかが課題であるが、自我の同一性に悩む思春期・青年期になると「所詮、自分は一人ぼっち」ということを実感するようになる。

一人でいることができるのは大きな能力でもある。しかも、それは幼少年期に端を発している。幼い子どもが一人で無心に遊ぶ姿から、一人でいられる能力がこの時期からそなわっていると想定できる。だが、そのかたわらには必ず親の姿がみえる。そして親の姿がみえないことに気づくと、子どもは遊ぶのをやめて親の姿をさがしもとめる。このことから、子どもが一人でいられるのは、親がそこにいるという暗黙の保証があるからだとわかる。それは、単に親の姿がみえる・みえないということではなく、愛情に裏づけられた安心である。一人でいられるのは、一人ではないことを保証されているからである。

思春期・青年期は親への依存から精神的にも経済的にも自立する時期であるが、アイデンティティの危機を乗り越えて「個の確立」をはかることは、対等な個と個の関係という新しい人間関係を結ぶことである。そこには親もふくまれている。親からの自立とは家を出るとか親元を離れることではなく、親孝行することもふくめて対等な関係を結べるようになり、親の立場で考えられるようになることである。このような自我の確立の過程では、孤独が避けがたい必要条件になる。

こうして蓄えられた一人でいられる能力は、孤独に直面したときに、それに耐える原動力となる。孤独を感じたとき、自分が一人ではないと思えるかどうか。それは人生の過程で培われた人間関係のなかではぐくまれるものである。すべての人が孤独に耐えられるわけではない。前述したスウェーデンの一人暮らしの高齢者にみられるように、それまでの人生の反映なのである。

老年期は男性にとって、生活能力の有無が問われる時期でもある。妻が死ぬと、食事をつくったり家事や身辺の整理などを一人ですることが必要になる。それができなければ、一人暮らしはできない。日々の生活をやりくりすることは、意外なほどにエネルギーがいる。一緒に暮らす人がいるために、日々の生活ができている面も少なくない。一人暮らしの高齢者の家を訪問すると、居間や台所は整理されているが、寝室や奥の部屋は足の踏み場もないほどに新聞や雑誌、インスタント食品の空き箱などが散乱していることがある。これは、男性・女性にかかわりなくみうけられる光景である。ひとり老いて亡くなった永井荷風の部屋が、まさにそうであった。

孤独のもたらすもの

孤独は深い思索やさまざまな芸術を生みだす。ジャン・ジャック・ルソーの『孤独な散歩者の夢想』（岩波文庫、今野一雄訳、『夢想』と略記）は、晩年の日々を孤独のなかに閉ざされてすごした彼がたどり着いた地点を記したものである。

ルソーは幼いときに母を亡くし、父の失踪後さまざまな変遷をへて、一三歳で時計彫刻師に弟子入りする。一六歳のときにそこを出奔するが、ヴァラン男爵夫人との運命的な出会いによって彼の人生は大きく変わる。上流社会のサロンにふれ、ヴォルテールやディドロ、ダランベールらの啓蒙思想家と親しくなる。そして三八歳のときに、アカデミーの懸賞論文に当選した『学問芸術論』で著述家としてデビューした。その後、『人間不平等起源論』や『社会契約論』『エミール』などで一八世紀フランスの思想界に大きな波紋を巻き起こした。

しかしユートピア的とも評される時代には、「市民」の主権を説くルソーのデモクラシー思想はあまりに早すぎた。そして、人間の悪は人類が関知しないところの原罪によるのではなく社会状態という人間の営為によると主張するルソーの宗教論は、当時の啓蒙思想の主流派であったヴォルテールやディドロ、ドルバックら百科全書派や宗教界の相容れないところとなり、さまざまな個人攻撃の嵐にさらされるようになる。かつての友人たちの裏切りや陰謀、迫害にさらされることが、一〇数年にわたってつづいた。『エミール』は過激な宗教批判の書とみなされ、パリ高等法院は禁書処分と著者の逮捕を命じた。彼はジュネーブに逃れるが、そこでも国会が『エミール』を禁書としたため、その後は庇護者のところを転々とする身となった。許されてパリに戻ったのは、八年後の五八歳のときである。

この間に、彼はモンテーニュの『随想録』をふまえて、自己探究を深めた記念碑的な自伝である『告白』の執筆に取り組み、ほぼ完成させた。しかし百科全書派による執拗な攻撃から五四歳のときに精神的な変調をきたし、しばしば奇矯な言動をしめしたという。こうして六〇歳のときに、被害妄想にもとづく自己弁明の書ともいわれる『対話・ルソーはジャン・

ジャックをこう考える』（岩波文庫、『対話』と略記）の執筆をはじめ、四年後に完成して出版する。このときにも、同書の原稿をノートルダム寺院の聖壇においたり、ビラを配ったりするような常軌を逸した行動がみられた。

『夢想』は『対話』の完成の直後からはじまった。この書き出しにはまだ、『対話』にみられる心の揺れが認められるとはいえ、さまざまな迫害を経験した人生に裏づけられた諦観や、老いをむかえて味わう孤独についての思索が刻み込まれている。彼は、思索ではなく夢想と名づけた理由を、「わたしはときにかなり深遠な思索にふけったことがある。しかし思索に楽しさを感じたことはめったになく、……夢想は私の疲れをいやし、私を楽しませる」と説明している。その一方で「ここでは自分のことがたえず問題になるだろう。物思いにふける孤独な人間はどうしても自分のことを考えがちだから」と語っている。

この書も、『告白』と同様にモンテーニュを念頭においている。人間の悪、道徳、嘘などについての考察が記されているが、彼の体験をもとにしているのが大きな特徴である。それは、迫害により狂気に追い込まれるほどの孤独をとおしてつむぎだされたものである。

しかし彼がたどり着いた真の地点は自然である。ありのままの自然に心の安らぎを感じていることをあますところなく語っているのが、「第五の散歩」である。そこでモチエを追われて逃げ込んだサン・ピエール島での生活を回想しながら、一切の社会から隔絶された孤独に心のやすらぎを実感している。そしてこれまでの人生をふり返りつつ、「この世におけるいっさいはたえざる流れのうちにある。そこではなにものも不変のきまった形をもちつづけることなく、外界の事物に執着する私たちの感情も必然的にそれらの事物と同じように移り変っていく」（『夢想』）と記す。

『方丈記』のリアリズム

これは、『方丈記』の冒頭の「ゆく河の流れは絶えずして、しかも、もとの水にあらず。淀みに浮かぶうたかたは、かつ消えかつ結びて、久しくとどまりたる例なし。世中にある人と栖と、またかくのごとし」（『日本古典文学大系30』岩波書店）という文章を思い起こさせる。この文章は、世を捨てて日野山に広さ方丈（四畳半）、高さ七尺の草庵をいとなみ無常観を記した鴨長明《かものちようめい》（一一五五頃〜一二一六）の生き方を端的に語っているものとして知られている。しかし堀田善衞《ほったよしえ》は、長明が生い立ちを引きずって位の低い地下人《じげにん》として貴族社会に生きた姿と、その時代が激しい動乱、福原遷都、飢饉と悪疫、悪僧による乱暴狼藉や群盗の横行などに満ちあふれていたことをふまえて、長明がそれらをリアリスティックにみつめていることを指摘している（『方丈記私記』筑摩書房）。

長明は下鴨神社の禰宜《ねぎ》神官の家に生まれたが、父を早くに亡くして後を継ぐことができず、四六歳のときに和歌所《わかどころ》の寄人《よりうど》となる。彼は和歌を俊恵《しゅんえ》法師に学んだが、しだいに宮廷風の藤原定家に倣って幽玄体へと移っていく。こうして朝廷社会にもぐり込もうと努力する。しかし一方で、『無名抄《むみょうしょう》』のなかで「今の躰（幽玄体）は習ひがたくして、よく心得つれば、詠みやすし」と『新古今和歌集』の本質にかかわる批評をしてのける。また、一二一三年五八歳に書いた『方丈記』の冒頭に記されている京の火災は、一一七八年、長明二三歳のことであるが、これをみると、彼が体験したことの記述は客観的で、現場に足を運んだうえでのリアリティーに支えられていることがわかる。彼は、生業《なりわい》として貴族社会に住みながら、一面ではけっして同化しようとしなかったのである。

長明は一二〇四年に出家して大原山に隠遁する。しかし堀田は、長明の隠遁と無常感の実体あるいは前提は、異常なまでの熾烈な政治に対する関心と歴史感覚によるとみなす。その根拠として、福原遷都の後の養和の大飢饉（一一八一）と悪疫のさなかに、さしたる用事もないのに京をおとずれて、仁和寺の高僧隆暁《りゅうぎょう》法印が数えた四万二千三百余という死体の数を紹介したり、六〇歳になんなんとしてからの建暦元年に、鎌倉に実朝をたずねている事実をあげている。世捨て人といっても単純ではないと強調する。

「周囲におのれに関心をもってくれる人なしで山中の方丈などに一人住まいができる人でなかった……他人についてつねに深い関心があると同時に、おのれ自身についても他の関心を引きたい心の深い性格が……方丈における彼の孤独の独自さを保証している」と記してから、「日野山における彼の孤独は、かなり騒がしい性質のものである。厭離穢土《おんりえど》、欣求浄土《ごんぐじょうど》とはいうものの、たとえば『発心集』を書いて、世を捨てた人々の、さまざまなケースを百六もあつめて書き記すなどということは、悟りすました人のすることではない」と喝破する。

以上、老年期に孤独に沈潜した生き方を選んだ二人の巨人をみてきたが、そこで夢想され、思索されることは、新たな観念的な事がらについてではなく、それまでの人生の体験についてふり返り、深い洞察をとおして意味をさぐり敷衍する丹念な作業の積み重ねである。堀田が長明にみいだしたものは、無常観の底に流れる歴史へのリアリズムであった。

虐待にいたる濃厚な人間関係

孤独が周囲との関係が保証された状況で成り立っていることは、これまでみてきたとおりである。したがって、本人の意思あるいはみずから望んだ存在様式ということもできる。細いが社会とのパイプはつながっている。

これに対して孤立は、社会的な関係をカットオフされた状況である。これは生活形態に関係なく、共同生活のなかでも生じる。本人の意思ではないので、心理的に深刻な影響を受けることが多い。無視される、挨拶に冷ややかな対応が返ってくる、口をきいてくれないといったものから、冷めたい言葉を浴びせられる、罵られる、共同の場から排除されるといった攻撃的な場合もある。精神的な虐待といわれるものである。殴る、蹴るといった身体的な暴力あるいは虐待のように表にみえないが、それだけにかえって、陰湿で深刻な意味がある。

激しい錯乱と夜間せん妄で入院した八五歳の女性は、症状が治まってから次のようなことを話してくれた。ある地方の資産家夫人として何不自由ない生活を送ってきて、夫の死後、零落したとはいえ栄光の恩恵を保って一人暮らしを享受してきた。しかし身体的な衰えから、家屋敷を売り払って東京の息子の家に同居した。しかしそこで遭遇した生活とは、二階の広い二室をあてがわれたとはいえ、嫁との交流のないものであった。食事は、決められた時間になると嫁が部屋に運んでくれる。食べ終わると食器を廊下に出しておく。そうするといつの間にか片付けられているという日々であった。息子は妻の父親の会社を引き継いで社長としての仕事に追われ、夜遅くに帰宅して、休日もない毎日であった。

彼女は、それまでの生活とはあまりにかけ離れた状況に「寂しくて気が狂いそうでしたよ」と語る。眠れなくなり、そのために睡眠薬を大量に服用してせん妄を生じた。抗うつ薬と睡眠薬の調整により一か月で状態は改善して退院した。外来で彼女は、「前と同じですよ。毎日が地獄」と語る。

ところがあるとき息子の妻が、「自分の話を聞いてほしい」と病院をおとずれた。彼女は数年前に乳ガンの手術を受け、それ以来、腕の浮腫や痛みなどさまざまな身体的な不調に悩まされていた。しかし夫から母を引き取りたいといわれると、母親思いの夫に逆らえなかった。だが、かつての栄光を捨てない姑の生活態度に心身ともに疲れはて、つらさだけが増していった。彼女は「私には今が精一杯なのです。私のつらさをわかってください」と話した。

老女はその後、老人施設に入所して精神的には安定した日々を送っている。「寂しいね。嫁？　たまに顔をだすけれど、なにもいわないで帰っていきますよ。年をとってこんな生活になるとは思わなかった」とくりかえし語る。

嘔吐と食欲不振で一年前から内科に通っている七五歳の女性は、病院の待合室で弁当を食べているのを主治医に目撃されて、主訴は精神的な問題から来ているのではないかと精神科にまわされた。彼女は一年前に一〇年来脳梗塞で寝たきりだった夫を看取った。ところが、それまで介護に協力してくれていた嫁がまったく口をきかなくなり、孫たちも顔をそむける。仕事で帰りが遅い息子だけが、時々自分の部屋に顔を出す。

嘔吐はまさにその時期にはじまっている。深い詮索はひかえて精神安定薬を一錠処方したところ、みちがえるほどに元気になった。ところが息子の妻について、彼女の友人である看護婦から思いがけない話がもたらされた。それによると、老女の夫は嫁の身体にさわったり卑猥な言葉を投げかけるような男であったが、嫁がそのことを訴えても老女と息子は無視してきた。寝たきりになると、介護している嫁の手を握ろうとしたり胸をさわったりした。入院中は若い看護婦に同様のことをするので有名であった。息子の妻は黙々と介護してきたが、舅の死ですべてが終わった。そのことを知りながら黙認していた姑に対しては、許せない気持ちで一杯だという。

この老女のケースでは、カットオフされたことによる精神的な苦痛が嘔吐などの背景にある。それは「老親虐待」といわれる問題である。しかし嫁の立場からみると、そこにいたるには家族の歴史があることがわかる。虐待といわれる問題の多くはこのようにきわめて濃厚な関係のなかで生じている。それに対して、はじめから介護する気持ちがなく、意思をきくこともなく親を老人病院や施設にいれた人たちは虐待とはいわれない。あまりに一面的なのではないか。

逃げ場がない老親介護

「盗られ妄想」で受診した八九歳の女性は、別棟に住む息子の家族とは独立して生活してきた。しかし二、三年前から体力が衰えて買い物や炊事がつらくなった。一年前から「財布がない」「預金通帳を盗まれた」と息子や孫に訴えるようになった。犯人は嫁だと名指しして、棟をつないでいる廊下の戸に鍵をかけてしまった。嫁は怒って別棟の戸口に釘を打ちつけた。そのため両家は電話でやりとりしている。

彼女は四〇歳すぎに夫を亡くしたが、家作があり生活には困らなかった。勝ち気でしっかり者、地域のグループ活動の世話役をするなど活動的だったが、八〇歳になって身を引いた。一人暮らしができなくなる事態にそなえて息子夫婦に同居してもらった。しかし、これまでは自分で生活できた。「今もそれほど困っていない、時々ものがなくなるが、どうしてかはわからない。たいしたものではないので気にしていない」と淡々と語る。

ところがよそに嫁いでいる老女の娘二人が「事情を説明したい」と病院に来た。彼女らによると、三〇年近く前に弟が結婚して母と同居したが、嫁姑の関係が悪くて二年で別居となった。しかし八〇歳のころから母の老化が進んだため、娘二人は実家の土地の相続権を放棄する条件で弟一家に同居してもらった。ところが義妹は母の面倒をみない。だから、ああいうことになったのは弟夫婦のせいだ。母は自分たちの家に泊まるときは落ち着いている、と。二、三〇年前にさかのぼる因縁が伏線にあるらしい。

嫁が食事を運ぶようになり、薬も効いたのか小康状態となって三か月がすぎた。軽い症状の再燃があり、嫁が義姉たちからなじられた。診察室でそれを話しているうちに、嫁はこらえきれなくなって、「おかしいのは義母なのに、どうして私が責められなければならないの。なぜ世話しろ優しくしろといわれなければならないの」と叫んだ。そして結婚した当時、義母から受けた仕打ちの数々を語りはじめた。黙って座っていた息子はやがて、「すべて事実です。そのとき私は妻との生活を選んで家を出た」と説明してから、「昔なら家を出ていけばよかったが、今は年とった母をおいて家を出るわけにいかない」と語った。

その後、義姉の一人は義妹の立場を理解するようになり、もう一人は病気のために介入しなくなった。こうして一年余がすぎ、老女はインフルエンザから肺炎を併発し、急速に衰えて寝たきりとなって老人病院に入院し、二か月後に亡くなった。

孤立にいたる経過には、それぞれの歴史がある。人間関係はときにはこのように二、三〇年あるいはそれ以上にさかのぼってみつめなければわからないこともある。そして息子が語ったように、老親介護とは介護する家族にとっても逃げ場のない問題なのである。

第5章　生きる空間が狭まる

健康という理想像を押しつけられる

これまでに述べてきた喪失体験や孤独は、高齢者にとっての生きる空間の狭隘化を意味している。具体的には生活空間や人間関係のことであり、それは同時に、精神的な世界を狭めることでもある。そのような必然的な状況のなかで、精神的な自由を確保し自分らしさを保つことができるかどうかが高齢期の課題である。精神的な自由や自分らしさは、それまでに築いたものを維持したり守るだけではなく、高齢期に新たに展開する可能性ももっている。このような視点から、これまでに述べたことをもう一度整理してみよう。

1. 行動の制限

身体的な老化はさまざまな部位にあらわれ、それに付随する機能の障害をともなう。それについてはすでに身体的な喪失の項でふれたが、たとえば脳の老化による記憶力の衰えや注後意集中力の低下、精神的な疲れやすさなどである。高齢期にそれとならんで重要なのは、後にふれる白内障による視力の衰えや、難聴と足腰の衰えである。

前項で述べた盗られ妄想を呈した八九歳の女性の例では、発症の要因として息子家族と同じ敷地内で暮らしていながらの孤立のほかに、足腰が弱ったことが影響している。姉たちは、弟夫婦が同居していても生活を別にしていたことを非難するが、三〇年近く前の軋轢《あつれき》は簡単にぬぐい去れるものではない。同じ敷地に一緒に暮らしているものがいるというだけでも、心理的には心強い支えにはなっていたであろう。

嫁姑関係がうまくいっていないのは特殊な問題ではない。それどころか、彼女が「財布がない」と騒ぐと、夜中でも息子や孫がかけつけて手わけしてさがすという話から、むしろ八年近くは息子家族との関係は、問題を内包しながらも均衡を保ってきたといえる。それを「仮面」ということもできるが、共同生活における人間関係には、たがいに問題をかかえながらも、時間をかけて平衡を保つような力学が働いているのが一般的であろう。

ところが九〇歳近い年齢は、一〇分、一五分の距離の買い物を困難にし、毎日の炊事をおっくうにする。しかし彼女の勝ち気さと三〇年前にさかのぼるわだかまりから、気楽に嫁に援助をもとめるわけにはいかなかった。盗られ妄想は高齢者の発するSOSサインであったが、攻撃的なため、かえって感情的な反発をまねいてしまった。ほかの盗られ妄想の事例でも、上手に自分から救いをもとめられないケースが多い。事態が変わっているのに、それまでの生き方や関係を引きずっている。こうして二人のあいだの均衡が崩れたとき、彼女と嫁の力関係はかつてとは逆転していた。嫁のサポートがなければ生きていけなくなっていたのである。それらすべての引き金は、買い物や炊事が困難になったことである。

姿を消す弱者たち

足腰が弱ると、影響はそれだけにとどまらない。長年つづけてきた書道や俳句、お茶、花などの会にでられなくなる。芝居や演芸、音楽会などに行くことも減る。このように空間が狭められると、精神的な世界も狭くなる。むろん家族の車に乗せてもらったり、車椅子のような補助具を使うことでカバーできる面もあるが、自分の意思で自由に行動することが制約される。わが国の都市では、高齢者の姿をみかけることが少ないと指摘される。原因は、歩道の段差や歩道橋、地下道、駅の高架化や地下鉄化などだけではない。切符の自動販売機や改札の自動化が、それを使いこなせない人たちを排除する結果をまねいている。その理由は人がいないことにある。機械には一人ひとりの問題に対応する柔軟さがない。こうして弱者が街から姿を消してしまった。

年をとらない生活を押しつける

このような心身の衰えは、老いにともなう必然的な現象であるが、全員が一律にというわけではないために対応が歪められている。というのは、八〇代・九〇代でも平均的な六〇代の人より心身ともに健康的で元気という人がいるからである。そのような人がいることは老いの一側面ではあるが、八〇代・九〇代の特異性をしめしているわけではない。ところが、そうであることが老いの理想像とみなされて、健康増進が目的化して生活全般を覆うようになる。こうして〝年をとらない〟ための健康食品から食事全般、スポーツや衣類、寝具にいたるまで指導・管理される。年をとったということは、その個人のそれまでの生活が基本的には適切だったという証明なのに、年をとらない生活を押しつけられる。それは「老いの否定」である。

『徒然草』には、「身を養ひて何事をか待つ。期する處、ただ老と死あり。……愚かなる人は、常住ならんことを思ひて、變化の理を知らねばなり（一生養生して長生きして、何を迎えるのか。きっとやってくるものは老いと死だけである。……愚かなる人は……永久不変なものと思って、絶え間なく変化するものだということを知らない）」（『日本古典文学大系30』岩波書店）と記されている。

健康であることは望ましく、病気を予防する取り組みも大切であるが、それが八〇歳・九〇歳を生きることの中心的な課題なのではなく、その人がそれまでの生にふさわしく生きることを模索し、社会がそれを支えることこそ大切である。その意味で高齢社会とは、心身の衰えに対するバックアップシステムの構築がもとめられている。

家族の会話から疎外される

２．視力・聴力の衰え

感覚器、とりわけ視力と聴力は人間関係を結んだり、さまざまな情報の収集のために不可欠である。人と話しているときだけでなく、大勢のなかに一人でいるときにも、表情をみたり声のトーンや身ぶり手ぶり、視線の動きなどを観察しながら相手の反応や周囲の状況を把握している。ちなみに、目や耳を遮蔽してみると、いかにそれらの感覚器に依存しているかがわかる。難聴者の幻聴や迫害されているという妄想、あるいは視力障害者に生じる幻視は、障害による心理的な負担がいかに大きいかを物語っている具体的なあらわれである。

感覚遮断による問題はＩＣＵ（集中治療室）、ＣＣＵ（心臓病のＩＣＵ）で多発した精神症状でも注目された。この「ＩＣＵ精神病」と命名された症状の中核は「治療スタッフが自分を殺そうとしている、毒を注射や薬に混ぜた、そう話しているのがきこえた」といった内容の幻覚妄想状態である。発症要因として指摘されたのは、重篤な病状の患者や手術後の患者が入る治療ユニットであるため、身体的な条件や手術などの治療による侵襲が大きいこととならんで、死の不安が大きいことである。そのうえ、それまでの治療スタッフからICUの治療スタッフに代わることで、さらに不安になっている。そして面会は制限され、モニターなどの機械にかこまれ、ただその音だけを聞いている状況下におかれる。

これらにくわえて、周囲から隔離された空間のために外の物音や人の声がきこえず、窓の景色やテレビ、人の姿がみえないという感覚遮断による心理的影響が指摘された。さらに、夜間でも体温や血圧などのヴァイタル・チェックがおこなわれ、睡眠が中断される。ICU精神病は精神科医もくわわった治療チームにより、感覚遮断と睡眠遮断の問題をふくめてさまざまな状況因子が解明されて、ICUに移る前の治療スタッフがおとずれたり、面会やテレビなどを開放するとともに、音声や病室内外の光景がみえるような改善がなされて著しく減少した。このことは、重篤な身体疾患ではその治療や管理と同時に、心理的な側面にも目を配ることの重要性を示唆している。

視力と聴力が衰えるとどうなるか

高齢者における難聴や視力障害も同じである。家族の会話から疎外される。皆が笑っても、それがなんの話題かわからない。話しかけられても気づかないために、皆はしだいに話しかけなくなるが、本人はそれにも気づかない。周囲の人たちは大声で話さないといけないために、話しかけるのを避けるようになり、また機微にかかわる話は大声ではできないために話の輪から外されてしまう。こうして、同じ部屋やテーブルでほかの人たちが対話していることがきこえないと、無視されていると感じたり、自分のことを話しているのではないかと疑心暗鬼になる。このため、難聴者の幻覚妄想状態の多くは心因妄想とみなされる。

また、年をとると白内障や緑内障がふえる。今日では手術法が改良されて侵襲が軽くなったが、高齢者はその恩恵から除外されることも少なくない。とりわけ痴呆があると、せん妄が生じやすいために手術の適応外とみなされる。かつては、新聞やテレビをみるわけではないとか、自由に徘徊して、骨折したり道に迷うと困るといった理由がまかり通っていた。しかし目がみえることは、人の表情や動きがわかり、桜の花を楽しむことができて、心を豊かにする。

たしかに高齢者では眼科の手術後にせん妄を生じるケースは多い。手術による全身的な侵襲はほとんどないため、麻酔や薬物の影響と遮眼からくる不安などの心理的な要因によると考えられる。多くは一週間以内に消失するが、激しい場合には薬物治療により軽減することができる。

家族との均衡が崩れる

3. 狭い人間関係によって生じる問題

心身の衰えは生活空間を狭めると同時に、人間関係を限定することなどを、これまでもいくつかの事例をとおして述べてきたが、家族やヘルパー、あるいは施設や病院のスタッフに人間関係が限定される。なかでも家族との関係は長年の歴史を背景にもっているため、そのほかとは比べものにならないほどに重い意味がある。親と子、姑舅と嫁という関係は、立場や経済力などにより微妙に均衡を保たれているが、老年期にいたって老いによる問題や病気や障害が生じると一挙に崩壊することがある。

それまでの均衡は、たがいに自立しているか、親の立場の優位を背景にしている。ところが老年期になると、役割や立場の喪失により優位は形骸化する。とはいえ、おたがいに波乱を避けようとする力がはたらいているあいだは、均衡は表面的に保たれる。しかし老いや病気により自立が困難になると、形骸化していた親の優位性さえもが失われて立場は逆転する。

介護はそのことを端的にしめしている。介護という言葉が歴史が浅いにもかかわらず広く人口に膾炙しているのは、それが今日的なテーマだからであろう。介護と看護の区別が明らかでないと指摘されることがあるので、そのことにふれておく。端的に表現するならば、介護は生活へのかかわりであり、看護は病気へのかかわりである。生活のなかで病気へのかかわりの比重が大きければ看病といわれる。

具体的には介護とは、老化による心身の衰えやマヒなどの障害（脳梗塞後遺症は病気ではなく障害である）のために食事や排泄、歩行、更衣などの日常生活動作（ＡＤＬ）に支障が生じたときに、それをサポートする行為をいう。病気の看護に、このようなサポートが必要になるケースもある。とくに高齢者では、その必要性が大きい。一人暮らしの高齢者が肺炎や骨折をきっかけに、排泄や更衣、入浴などに介助が必要になる。それに対して若者は、サポートが必要な期間は短く、必要のない場合も少なくない。治療的なかかわりはどちらも大差ないので、介護が必要な高齢者では看護スタッフの負担も大きくなる。

このように介護と看病、あるいは看護のちがいは、家庭と病院という場によるのではなく、障害か病気かによる。介護は本人にとって生活へのサポートであり、家族にとっては生活の一部である。生活はエンドレスにつづく。ところが看病は時間がみえる。肺ガンの手術を受けた患者の家族が二週間から一か月の間、仕事を休んだり病院に泊まりこんで看病にあたることがある。このような全力投球は、回復することが約束されているために可能なのである。ターミナルケアも同じである。それはガンの末期が多く、二週間とか三か月というゴール設定の見通しがある。けっしてエンドレスではない。

介護が生活のすべてという誤り

高齢者にとってみれば、食事や排泄、更衣、入浴などの日常生活行為へのサポートがあれば、それまでの自分を保って生活することができる。また家族にとっては、介護が生活の一部であることが条件になる。全部ではなく、一部ということに力点がある。高齢者は介護なくしては生きていけないが、若い世代にとって親の介護が生活のすべてというのは誤りである。若い世代は自分らしい生き方を模索することが大切である。そのためには、仕事であれ趣味であれ、ボランティア活動などの社会的な活動であれ、自分の世界をもつことである。その一つとして介護もふくまれるという生活である。

同居している家族が高齢者の介護に自分の生活のすべてを捧げるのは不自然である。高齢社会の介護とは、次世代が社会全体で担うべき課題であり、家族とりわけ同居している家族の肩に背負わせる問題ではない。同居家族は社会的な任務を肩代わりしているので、社会が家族の生活もふくめてバックアップすべきである。

高齢社会では、高齢者に自立や自助努力をもとめるのではなく、社会が高齢者の生活を保障する体制をつくることがもとめられている。六〇代のころと同じように元気な高齢者は、それをとりあえず必要としていないだけであり、すべての高齢者が元気であるべきだというのは、真に老年期の問題を考えている態度とはいいがたい。ここで留意すべきは、介護とは、される側だけでなく介護する家族にとっても大きな問題だということである。高齢者の生活障害は、家族の行動や時間の制約をもたらし、心理的にも拘束する。高齢者に比べれば自由に動けるといっても、生活や行動への影響は大きい。

狭い空間での人間関係は、均衡が崩れると、以前から伏在していた問題まで表面化させることがある。しかも以前とはちがって、外にでていくことができないために発散することがむずかしく、限られた空間のなかで問題は凝縮されることになる。たがいに逃げ場がない状況におかれているが、とりわけ高齢者は、内的な葛藤や不安、怒りなどを言語化することがむずかしくなっているために、切羽詰まったときには極端な行動にはしりがちである。

家での激しい攻撃性や異常行動のために入院した患者が、入院すると数日で落ち着くことは珍しくない。老人施設に入所した場合にも同じ現象がみられる。これは痴呆がある場合でも、ない場合でも共通している。

どうしてであろうか。理由として考えられるのは、第一に、病院や施設は家より広いということである。そのため行動制限が少ない。家では、外に出ないように抑えたり、家具などを壊されないように狭い部屋に閉じ込める。同じエネルギーで行動すれば、狭い空間ほど爆発的になり、広いほど拡散され、問題は少ない。

第二の理由は、病院や施設には人が大勢いることである。近よりがたいスタッフもいるが、親切で優しいスタッフもいる。患者（入所者）も、なじみやすい人や親近感をもてる人、優しい人、こわい人などさまざまである。家とのちがいは、逃げ場があることである。苦手なスタッフを避けたり、相性の悪い患者に近づかないですむ。この二つの点は、狭い空間と人間関係による問題を裏側から映しだしている。

本人と周囲の許容度に左右される

4．適応

生活環境や人間関係が変わると新たな適応が必要になる。このような周囲の状況ではなく、自分の心身の状態が変化したために、これまでとはちがう対応が必要になることもある。このように適応は、社会との関係でつねに課題となる。周囲との関係を拒んだり閉じ込もるのは、不適応とか〝悪い適応〟といわれることがあるが、それも一つの適応形態である。周囲の状況や人との関係が良好なら「適応良好」であり、悪い場合は「適応不良」といわれるが、どちらもその人なりの適応である。

また、適応形態は固定しているのではなく変化しうる。施設に入所した老人が心気症状（身体的な不調をあれこれと訴える）や攻撃的な態度でスタッフを振り回していたのに、一、二年すると目立たない存在になっていることがある。それは、当人が新しい生活の場での適応をさぐり、しだいに周囲との距離や関係を学び鎧《よろい》を脱いでいったということである。また、周囲が気むずかしい新人にしだいになれて、どのように対応すればよいかわかってきたことも事態の改善に寄与していよう。このように、適応とは一方的な問題ではなく、相互の考え方や特性をふまえてとらえるべきである。その社会（病院でも施設でも）のキャパシティ（許容度）によって、適応形態は大きく左右される。

老年期は適応の力がもっとも弱っているが、その一方で、これまでになく厳しい適応を強いられる。ある男性は七五歳で、その地方では大手の建設会社の第一線を退いた。それと時期を同じくして、同居している息子が心筋梗塞で急死した。彼の受けた衝撃は大きく、眠れなくなり食事もとらずにふさぎこんでいるために衰弱がひどくなった。二か月すると焦燥が強まり、家族にあたり散らすようになって精神科を受診した。

息子を亡くしたことの悲哀から立ち直るのには、一〇か月を要した。その間、彼は会社から依頼されて現場の指導にあたったり競争入札の仕事をしたが、それが心の支えになっていた。しかし家庭では、妻にあたり散らす毎日がつづいていた。

一年半をすぎたころになって彼は、「仕事をやめて家にいる時間が多くなったが、自分の居場所がない。妻や嫁が、私がいることで戸惑っているのがわかる。それでイライラして妻にあたってしまう」と語るようになった。二年すると精神的に落ち着きをとり戻したが、その段階では「自分は本を読むことが大好きで、退職したら好きな本を読むのを楽しみにしていた。退職した今、本は読めるようになったが、家での居心地が悪い。考えてみると、女性たちにしてみれば、これまでほとんど家にいなかった人間が四六時中いるのだから、ずいぶんと戸惑っているでしょうね」と客観的に事態をみることができるようになった。それを境に、精神的に目にみえて改善していった。

彼は息子の突然の死によってうつ病になり、退職による家での生活の変化、家族の対応に対する戸惑いなどが絡んで遷延し、そこから脱け出すのに二年半を要した。短いかもしれない。高齢者ではこのような事態に直面して、自分をとり戻すのに数年を要する例は稀でない。それどころか、その間に身体的な病気や痴呆の発現でどんどん別の道へ迷い込んでしまうことのほうが多い。

このように老年期では、新しい状況に適応する過程は、これまでの人生でもっとも厳しい。この事例でみすごせないのは、妻のことである。彼女もまた、息子の死と夫の退職という事態に遭遇して新たな生活の組みかえを必要としたはずである。彼が認めるように、夫が一日の大半を家ですごすようになった状況は、生活様式の面だけでなく、精神的にも大きな変化を必要としたにちがいない。

妻の側の反応は一律ではない。夫が一日中家にいるという変化に対応しながらも、自分のそれまでの世界を維持しつづける人がいる一方で、夫につきしたがって自分の時間がなくなったことを嘆き、夫を恨むようになる人もいる。それまでの夫の社会的な勤めを評価して、定年を二人の新しい生活のスタートととらえるか、あるいは、夫が勤めている時間を自分の自由な時間と受けとめて、定年後も夫に働いてほしいと望むか。また、死を目前にしたときに、短い時間をどのように生きるかを考えた結論が、夫との別離であったという女性の事例は前に紹介した。このようなそれぞれの顔は、それ以前の夫婦の関係を投影しているのであって、ことさらに新しい姿ではなく、これも適応の形態ということができる。

老人ホームにいかに適応するか

老年期に特有の適応として、老人ホームに入所した高齢者の問題を避けてとおるわけにはいかない。大半の入所者にとって集団生活ははじめての体験である。わが国の老人ホームはこれまで四人部屋、二人部屋というように雑居が多かった。同室者や周囲の入所者とどう関係を結ぶかが課題になるが、集団生活の経験がないものにとって戸惑いや不安は大きい。くわえてスタッフとの関係も、そこで生活するためには重要である。彼らの仕事は入所者の生活のサポートをすることであるが、集団生活のための管理や規則を盾に入所者を支配しようとする場合も少なくない。このため、入所直後に神経症やうつ病になることが稀ではない。

入所してから精神的な治療を受けたことのある入所者は、全体の二〇%を越える。

なかには、まったく周囲との感情的な関係を絶ち、団欒《だんらん》の場にいても一緒に笑ったり自分を語ろうとしない姿勢をかたくなに崩さない人がいる。そうすることで集団のなかで自分を守ろうとする「不適応防衛」である。前に述べた、心気症状や強迫で周囲やスタッフを振り回していた人についても同じことがいえる。彼らは、そのような神経症的な反応をする必要がなくなると目立たない存在になる。しかし、周囲がそこまで支えられるキャパシティをもっていなければ、「処遇困難例」というレッテルを貼られてほかの施設に移されるか、精神病院に入院させられ、そのような良好な変化をみることはできない。適応とは、そのように本人の性格や姿勢だけでなく、妻や周囲の関係者の考え方や精神的なゆとり、キャパシティなどの関数で変わる相対的な問題なのである。

第6章　限られた時間

死はタブーではない

前章では空間軸から老いをみてきたが、本章では、老年期を時間軸から考えてみる。それは、「死を眼前にしての限られた生」ということである。死が間近に迫っている高齢者は、死の恐怖におびえているかというと、必ずしもそうではない。兄弟などの身近な人の死を知らされたとき、中年期・初老期のように同じ世代のものの死に衝撃を受けることは少なく、配偶者の死に際しても、意外なほどに恬淡《てんたん》としていることが少なくない。老人ホームで入所者が亡くなると多くの老人が葬儀に参列するが、その雰囲気は暗くない、というよりむしろ明るい。高齢者にとって死はタブーではなくなっている。

彼らはこれまでの人生で多くの人の死をみてきた。その体験のなかで、特別視したり、自分と比べて受けとめることをしなくなり、時間をかけながら死を引き受ける準備をしているようにみえる。むろん、高齢者の大半が死を受容しているわけではない。死に際して従容としていたという高僧などの例は稀なのであり、「美しい死」という言葉は「美しい老い」という言葉と同様に虚構である。

死に直面して、死をどのように受けとめるかは、それまでのおのれの生をどう考えてきたか、死についての心の準備があるかといったことで、一人ひとりちがう。「もっと生きたい」と泣き叫ぶ姿を美しくないというのは、その人の死に対する冒瀆である。

キケロは老いの多様さを強調した後に、老境が惨めということについて、その理由として次の四つをあげている。その第一は仕事から遠ざけられること、第二は身体的な衰え、第三は情欲の低下、そして第四に死の接近である。

彼は、死とは青年も老人もすべての年齢にとって共通のことであり、老境に達するまでの長い一生のうちに、死とは軽視してさしつかえないものだと悟るべきであると説く。極限にあるものは永続ではありえない。過ぎ去ったものはたちどころに消える。生きんがためにめいめいにあてがわれた束縛の時間をもって、人は満足すべきだ、と。そして果実にたとえて、「未熟であれば樹から骨を折って捥《む》ぎとられるのだが、もしうみ熟してをれば自ら落ちるのと同様に、暴力が青年たちから生命をうばひ、成熟が老人たちから生命をうばふのである。而してこの成熟ということはわしにとってまことによろこばしいことなので、いよいよ死がちかづくにつれ、いはゞ陸地をのぞんで、いまこそ遂にながの船路ををえて港にはいろうとしてゐるように思はれる」と記している（『老境について』吉田正通訳、岩波文庫）。この本は、カトーという八四歳の人物が若者に語るスタイルでキケロの持論を展開しているのだが、実はキケロの六一歳か六二歳のときの作である。彼はBC一〇六〜四三年の人である。

死のほうから迫ってくる

堀秀彦は、八〇歳をすぎたら死の光景が変わったと述べている。それまでは自分が死に近づいていくと思っていたが、八〇歳を越えたとたんに死のほうからどんどん自分に迫ってくると感じる、と。松田道雄は八〇歳を越えてからの自らの体験を『安楽に死にたい』（岩波書店）などの著書に記しているが、八〇歳のころの『市民的自由としての生死の選択』（「シリーズ老いの発見3」岩波書店）のなかで、若いうちは自分の生命の限界を考えないが、年をとってみると、生命の限界の接近が人間にとって永遠は観念でしかないことを思い知ると述べている。そして老いた人は、永遠が一つの観念にすぎず、やがてその観念さえ無に帰すると思いいたると、その性格にしたがってさまざまに無に抵抗する。たとえば、死して名を残そうとする、老いて倦まざる姿をみせようとする、残された生命の今を充実させ死を忘れようとする、などである。こう述べた後、健康法とよばれる死を忘れるための生の讃歌は、かならず肉体に起こる「老人性疾患」によって中断される。ここから老人問題がはじまるのであり、健康な感覚をもっている人たちの生の享受は永遠と今との接点を意識させないと断じて、「彼らがどれほど年をとっていても永遠と今との問題にむきあっていない」と結論する。

そして、老人問題とは、永遠への望みが断たれた今をいかに生きるかにあるともいう。老人は今の重大性がわかる。「人がいかに生きるべきかを、はじめて切実に考えねばならぬ時がきたのだ。この時ほど、身についた生き方がものをいう時はない」として、信仰をもっている人、死して名を残すと信じることができる特権的な人などをあげる。

そのうえで、特権をもたない普通の市民の場合はどうすればいいのかと問いかける。「彼らにとっては、いかに生きるかを自分で決めることこそが、自立の証しのはずだ」、「無名で一切の特権と無縁で、市井のあいだにつつましく生きる市民の生きがいは、自分でないと、そう生きられないように生きることだ。それは天分を生かして生きること」であり、天分とは個性のことであるという。

彼にとって老人問題は、人はいかに生きるべきかを自分の責任としたときに生じるが、日本人は長く、個人であるより先に臣民であった。人はいかに生きるべきかは、個人の決めることではなく、国家が決めることだったと指摘して、福祉や医療における「自己決定権」を確立する必要を説いている。氏の自己決定権は安楽死につながっていくが、それについては後にふれる。

死を前にして大いに生きること

　このように死とは、それまでの生をいかに生きるかという課題としてとらえることができる。このことは、死を真正面からみつめている人たちが共通して強調することである。ガンにより半年の命と宣告された岸本英夫は、その後一〇年にわたる闘病体験をとおして死の問題とむきあった。それは氏の死後、『死をみつめる心』（講談社）にまとめられた。氏は高名な宗教学者であり、宗教や信仰を考えるなかで死についても常人より深く考えてきたはずである。しかし、ガンの宣告を受けてはじめて、激しい生への執着と死に対する恐怖という生命飢餓状態を実感する。それは、一般的で観念的な生死観とは別のものだという。

　それは、食物に対する飢餓感に酷似しているという。胃袋に食物が満ちているときには飢餓感はないが、食欲について語ることはできる。ところが胃袋に食物がない状態の人は、ほんとうに腹の減った苦しみに悩まされていて、観念的においしいものを考えるだけではけっして癒されない。それと同じで、明日もあさっても生きていけると考えている人の心は生命に満ちたりていて、飢餓は感じていない。それゆえ、彼らは観念的に死の問題を考えても、生命飢餓状態におけるような激しい生命欲にさいなまれてはいない。一方、「生命飢餓状態に置かれた人間が、ワナワナしそうな膝がしらを抑えて……観念的な生死観に求めるものは何か。何か、この直接的なはげしい死の脅威の攻勢に対して、抵抗するための力になるようなものがありはしないかということである。それに役立たないような考え方や観念の組み立ては、すべて、無用の長物である」と断じる。

そのうえで、平生は漠然と死の恐怖と考えていたことが、二つの異なった要素をふくんでいることに気づく。その一つは、死そのものではなく、死にいたる肉体の苦痛であり、もう一つは、生命が断ち切られるという死そのものに対する恐怖である。これについて堀秀彦は、死ぬことがこわいのではない、死にいたる苦しみが恐ろしいのだといっている。

宗教者とちがい、死後の世界があることを認めない立場をとる宗教学者岸本は、こうして絶望的な暗闇を凝視しつづけ、あることに気づく。「それは死というものは、実体ではないということである。死を実体と考えるのは人間の錯覚である」。「生と死とは、光と闇の関係にある。……人間にとって光りにひとしいものは、生命である。その生命がないところを、人間は暗闇として感じる」。これは人間に与えられているものは、現実の生命だけということであり、死は別の実体であって、生命におきかわるものではない。そう論じて、「人間にとってなによりも大切なことは、この与えられた人生を、どうよく生きるか……死を前にして大いに生きるということが、私の新しい出発になった」(以上、『死をみつめる心』より)と述懐する。

死に対峙して、残された生をいかに生きるかと受けとめる洞察の多くは、ガンを宣告された人びとにより語られてきた。それらは高齢者の死についても多くの点で共通する。

先に紹介した本のなかで松田は、「人の迷惑にならないかぎり、自分の天分を思い切りのばすのが自由だと、いいつづけてきたものが、自分の存在そのものが人の迷惑になるときを迎えたらどうするか」と問いかけて、「もはや自由ではあり得ない。自由でないところに、生活はありうるか。私の生活は終わった」と記す（『安楽に死にたい』）。人間としての威厳が保てない、生きつづけることが威厳の喪失でしかないと思ったら、自ら死を選ぶことを認めるべきだというのが、自己決定権の根底に流れている。

しかし一方で、「生きているだけのねたきり老人の世話をすることは、幸福を楽しんでいる老人の生き方を大切にすることで、憲法でいう個人の尊重である」とも語っている。自分が痛みに妨げられなければ、八〇何年かの追憶のパノラマがある。一方で、痛みさえなければ、生きていることが快である人もいる。「高齢障害」の人間の終末観は多種多様であることを認めたうえで、彼はみずからの死の選択を肯定する。

死の自己決定権の危険

だが、ガン患者の多くは六〇代から七〇代前半である。ガンを宣告されたときに、生きられる時間は三か月とか半年、あるいは一年と知らされる。痴呆などの知的な障害のない彼らは、死の宣告を受けて心をさいなまれながら、死に立ちむかい、生を考える。

しかし高齢者は必ずしもそうではない。彼らの死はもっと緩徐におとずれる。徐々に進む身体的な衰えや糖尿病などの慢性疾患と、骨折や肺炎などの急性疾患が入り混じりさまざまに進行を修飾する。悪くもなり、よくもなる。それに、痴呆やせん妄という脳の症状がくわわる。自分の尊厳を保てる保てないは、どこで線を引けるのだろうか。

このような場合に、リビング・ウィル（Living Will、生者の意思）の必要性がいわれることがある。生きられなくなったら、延命処置を望まないという自分の意思をカードに記そうという。だが、これが自己決定権の尊重なのであろうか。

ある学会のシンポジウムで、七〇歳前後の医師から「自分は、痴呆になったら安楽死を望むというカードをもっているが、どう思うか」と質問されたことがある。そこには、痴呆老人は死ぬべしという思想があるように思える。死に直面していないときのリビング・ウィルが、死に瀕したときにどのような意味をもっているのだろうか。死に直面したときに、「まだ死にたくない」「やり残したことがある」ということはいくらでもある。

それと同じように、痴呆がまだないときに、痴呆になったら安楽死させて欲しいという意思を紙に書いたからといって、それから五年や一〇年たった時点でも、それを本人の意思とみなせるのだろうか。たんなる手続きや、法的な整合性でこの問題を考えるべきではない。

なぜなら、死についての考えは多様であり、当の高齢者を取り巻く家族をふくめて考えると、社会的な基準やマニュアルを設ける段階ではない。その社会の老いや死についての考えが成熟していないのに、基準作りを急ぐのは危険である。今必要なことは、一例一例を深く考え、迷うことである。

松田の主張を認めるにしても、それをみずからの意思として主張できるのはきわめて限られた人たちの特権なのであり、市井のどの人もというわけにはいかない。

たとえば、一人暮らしの高齢者が肺炎で入院すると、一〇日で肺炎が治ったときには歩行ができなくなっている。リハビリが適切になされれば一か月で元の状態に復帰するが、リハビリがされなかったり身体状況が悪いと、寝たきり状態になる。しかし、彼／彼女は本を読んだりテレビをみて、おとずれる人たちと会話ができる。歩行や排泄、入浴などにサポートがあれば、自分の世界を保つことができる。

だが、数か月すると仮性球麻痺のために食べ物や水分を誤飲することが多くなり、少量の点滴が必要になる場合がある。点滴以外はそれまでと変わらずに生きることができる。しかし仮性球麻痺は進行して、点滴の量は一〇〇〇ml、一五〇〇mlとふえつづける。そのうちに血管が確保できなくなったり、点滴では体力を維持できなくなる。こうしてＩＶＨ（高カロリー輸液。大静脈に高濃度の栄養液を持続的に点滴すること）に切り換えられ、二四時間ベッドに拘束されるようになる。そのような生き方を、本人や家族ははじめから望んでいたのだろうか。多分そうではない。では、どこで線を引けばよかったのだろうか。

高齢者の死については、家族の死に対する考え方を視野にいれる必要がある。死の間際にこれ以上の延命処置をしないでほしいという家族がいる一方で、一日でも長く生きていてほしいと治療を望む家族もいる。それは、死にゆく人のためというより、家族の気持ちやそれまでの関係によりさまざまである。看取りとは、そのようなことである。

「在宅か病院か」の二者択一

在宅医療とか在宅介護は、その人が生活してきた場所で生を全うさせようという取り組みである。そのことについての異論はないが、実際にはさまざまな問題が隠されている。たとえば、重い心臓疾患の高齢者を自宅で介護している家族は、ちょっとした体調不良で心不全が出現すると、どう対処していいかわからなくなってしまう。夜中に病院へ連絡すると、主治医とはちがう当直医から病院へ来るように指示されて救急車の世話になる。病院に着くと心電図やX線検査を受けて、入院するようにいわれる。家族の考えやこれまでの経過を説明して、やっと自宅に帰ることを許してもらうが、「そういう方針なら、はじめから病院に電話しないでくれ」と嫌味をいわれてしまう。このようなことは、在宅介護や訪問看護をおこなっている家族にとって珍しくない。しかし医師の立場からは、初めて診る患者について症状を把握するために検査するのは当然である。問題はそこから先にある。

終末期には、肺炎で高熱を出したり、突然吐血したり、けいれんが生じたりすることが多い。いくら家で死を看取るつもりでも、家族はうろたえ不安になる。こうして救急車を呼びいったん入院するとなると、ICUにいれられて精力的に延命治療が施されてしまう。点滴や鼻からの管、排尿のためのバルンが装着されているさまを「スパゲッティ症候群」という。

そうまでして生きたくない、延命だけのための治療はしないでほしいという本人や家族の意向よりも、治療スタッフの考えが病院では優先される。ときには、処置のあいだ家族は病室の外に出されて、再び呼ばれたときには亡くなっていたということもある。家で死を看取ると決めてこれまで介護を頑張ってきた家族が、死にゆく過程に立ち会えない。このような、本人や家族の考えとそれまでの取り組みを無視した病院の治療スタッフのかかわりが、在宅医療や訪問看護にたずさわる人たちと家族を、「在宅か病院か」という二者択一から在宅へと追いやっている。その根底には、在宅は是であり、病院は非であるという考えがある。

しかし前に述べたように、高齢者の死にいたる過程は緩徐であり、介護を要するようになって数年から一〇数年におよぶこともある。その経過のなかで、当初は本人も家族も自宅での看取りを考えていても、状況はさまざまに変化する。家族の生活の変化——たとえば孫が高校や大学受験を迎えたとか、娘の勤務条件が変わったなど——により、これまでどおりの介護ができなくなる場合もある。あるいは、老人の心身の状況が悪化したために家族の介護が困難になる場合もある。それにもかかわらず、在宅が最善であるという考えにとらわれていると、介護する家族の負担のみが増大して、精神的に追い詰められるだけである。

「畳のうえで死にたい」という言葉に象徴される在宅死の数は年々減少している。そのことは広く知られるようになったが、二〇年前や三〇年前と現在とでは、高齢者の死を取り巻く状況が変わったことを指摘する意見は少ない。一昔前とちがって、八〇歳・九〇歳まで誰もが生きられる今日、高齢者の介護を家族の肩に背負わせることは無理である。そのうえ一人暮らしの高齢者がふえている。高齢者介護の社会化とは、家族による介護に対するサポートではなく、次世代による介護という意味でいわれるべきである。

ところが昨今の介護保険の議論では、介護の社会化が、家族以外のものによる介護という意味でいわれている。ヘルパーがはいることで、家族が介護から解放されるというのである。そのためには、自助努力と自己責任が必要であり、保険による相互扶助がふさわしいという考えにもとづいている。しかし介護の社会化とは、介護の責任を社会——それは家族もふくめた次世代以降の全体——が受けもつことである。保険によって介護を買うのとは、まったくちがう考え方である。むろん、家族や本人が家族の同居や介護を望む場合には、社会的な責任を代行しているとみなして、社会が全面的にバックアップするシステムがなければならない。その点があいまいだと、同居する家族の負担だけが大きくなってしまう。

医者は死を看取れるのか

もう一つの問題は、医療サイドにある。万が一の可能性を追求する、救命に最善をつくすという医療者の基本的な思想は、高齢者医療ではあらためて吟味する必要がある。というのは、技術はある特殊な目的のために開発されるが、いったん確立されると普遍化の道を歩みはじめて対象を拡大する。高齢者はその最大の対象になっている。人工透析しかり、糖尿病しかり、心臓のペースメーカーまたしかりである。それは高齢者に福音をもたらした一面もあるが、死を治療しようとすると批判されるような歪んだ医療があることも否定できない。

在宅介護の過程で矢つき刀折れて病院にかつぎこんだときに、「どうしてここまで放っていたのか」「大変な状態になってから我々に押しつける」という非難を浴びる。それまでの、家族や訪問医療にたずさわった医師や看護スタッフの考えや努力はかえりみられない。在宅介護か、施設あるいは病院かと二者択一を迫る背景には、このような医療のあり方に対する批判がある。

夏目漱石が修善寺で胃潰瘍による出血で倒れたとき、東京から親しい医師がかけつけたが、今日なら近くの救急病院に運ばれるだけであろう。親の死を看取ることについてどのように決心していても、家族が予想しなかった事態が生じうる。漱石の時代とはちがい、高熱や出血、けいれんに直面して救急車を呼ぶのはあたり前のことである。問題はそれ以降にある。

すなわち、病院の治療スタッフにとって死はタブーであり、死を看取るという思想はない。死を目前にすると、自らの不安を回避しようとして高度な医療技術を駆使して延命にはしる。そのような医療のあり方に批判がある。もし、病院医療が死の看取りを役割の一つとして受けもつようになれば、家族や関係者は安心して在宅介護につくすことができる。在宅介護と病院医療は二者択一ではなく、状態や状況に応じて自由に使いわけられることが望ましい。

高齢期には死は避けがたい現実であるが、その限られた時間を生きる高齢者を取り巻くさまざまな問題をみてきた。第3章で紹介したコタール症候群の患者は新たな生き方を模索するようになったが、そのような経過をたどる例は少ない。過半はコタール症候群から抜けだせないままに、死の転帰をたどる。拒食のために身体的な衰弱が強いためである。その治療が急がれるので、精神科医の目にふれないケースが多い。身体医がうつ病と気づいても、身体状況が改善しないとうつ病の薬物治療はできない。だがそれだけでなく、生への意欲を失っているうつ病の患者は、身体面の回復も思わしくない。

重いうつ病によるコタール症候群は、中心症状である奇妙な心気妄想や不死観念が消失しても、否定観念がなかなか抜けない。歩いているのにそれを否定したり、食べられるのに否定して食事を拒む。そのため鼻からのチューブにより流動食をいれていた女性は、好きな果実だけは口からとっていた。彼女は歩くことも否定して寝たきりのまま退院したが、自宅に戻ってからもその状態で生活しつづけ、二年後に肺炎で亡くなった。

人は生きる意欲なしに生きられない。そのことは、高齢者のコタール症候群をとおしてみると鮮明になる。身体的に余力がない高齢者では、生きようとする意欲が身体にとっても必要なのだ。高齢を生きる誰もが、このような意欲を意識しているわけではない。点滴やチューブで身体的には生きることができる。しかし、生きることの中身が問われる高齢期にこそ、今を生きていると実感できることが大切である。それは己のためであり、人とのつながりをとおして確認できることでもある。だがそれを実感できなければ、生きてはいけないのだろうか。老いは、いつもそのような究極の問いを投げかけてくる。

第7章　痴呆を生きる

ボケ予防運動の問題点

老いを迎える人にとっての大きな関心事の一つは、痴呆である。痴呆の出現率は調査の条件（都市と農村、在宅と施設など）によってちがってくるが、一般的には六五歳以上の約五％から七％前後と推定されている。一〇〇名のうち数名に痴呆があるということである。ところが年齢階層別に出現率をみると、六〇代では一％以下、すなわち一〇〇名に対して一名いるかいないかであるが、八〇代以上では二〇数％をしめす。これは、四人ないし五人に一人は痴呆があるということである。この数字からは、痴呆についても六五歳以上をひとくくりにしたのでは問題点がみえなくなること、高齢社会では避けてとおれない大きなテーマであることなどがわかる。

このような状況を背景に、「ボケ予防」というかけ声が蔓延《まんえん》している。山歩きの勧誘には「歩くとボケない」、俳句や囲碁の会またしかり。「ボケないために」という言葉は、どんな集まりにも枕詞になっている。このような社会現象は「ボケ恐怖症」といっても過言ではない。そうするといつの世でも、その風潮に便乗する人がいる。しかし、その手の人の発言の多くは、まじめに検討するに値しないような論拠でいいたい放題、そして責任はとらない。なかにはまじめに痴呆の早期発見・早期治療を訴えて精力的に保健活動に取り組んでいる人たちもいる。そこにも問題はある。早期発見・早期治療という標語は、感染症である結核と、初期段階での治療が奏功するガンでは社会的な意味は大きかった。だが痴呆、とりわけ今日の中心的な課題であるアルツハイマー病に対しては、どうか。

市町村や保健所のボケ予防という企画には関心がたかく、大勢の人があつまる。そこでは、痴呆の早期発見といってさまざまなテストが施行される。あつまっている人たちの大半は痴呆ではないので問題ないといわれる。こうして安心して予防のための訓練などに取り組む。だがそれはアルツハイマー病の予防には役立たず、発病すると来なくなってしまう。

一方、家に閉じこもっていた人はボケ予防の集まりで定期的に元気な人たちと交流ができ、活気をとり戻す。そういう効果はあるが、それは痴呆の予防とは別のことである。このような運動の問題点は、老いを目前にした人びとや高齢者の恐怖心をあおって、彼らを「ボケないために」生きるようにしむけていることである。老いてから、そんなことのために生きるのは心貧しい。

とはいえ痴呆は恐怖の対象である。一つには、自分が自分でなくなることについての恐怖がある。自分のすることや言うことが、自分でコントロールできなくなる状態への恐れであるが、異常行動や夜間せん妄についての情報が不安を増強している。もう一つは、人の世話にならなければ生きていけないことへの恐れである。これは痴呆に限らず、この年代の人たちの共通の不安である。これらの不安は、福祉などの制度が整備されれば解決するといったものではなく、自分のあり方や生き方に関する考え方から生じた根深い不安である。そのことは認識している必要があろう。

これまで痴呆とボケという言葉を注釈せずに使いわけてきたが、高齢者の痴呆について語るには、この区別は大切である。ところが、医療関係者のあいだでも両者を混同していることは少なくない。このことを整理するために、具体的な事例としてメイ・サートンの小説『今かくあれども』（武田尚子訳、みすず書房）の主人公の女性の描写を借りる。

『今かくあれども』

『独り居の日記』や『海辺の家』などの作品で知られるアメリカの作家メイ・サートン（一九一二～九五）は六一歳のときに小説『今かくあれども』を書いて、当時から社会問題となっていたナーシングホームの実態を入所している老人の立場から暴いただけでなく、そのなかで老人たちがいかに感じ、考え、怒り、そして傷つくかをリアルに記した。それらが主人公の老いにつれて変化していく様も冷厳にみつめている。

「私は狂気ではない。年をとっただけだ」という書き出しではじまるこの小説の主人公は七六歳の女性である。心臓発作をきっかけに一人暮らしの家をたたんで、兄夫婦の手配で〝老人の強制収容所（ナーシングホーム）〟に入所した。こういうことは高齢者の施設入所や入院に際してよくみられる。手続きのうえでは本人は同意しているが、家族や周囲の意向によるものである。自分で暮らす力を失った高齢者は、自分の家で生活したいという本人の意思を貫きとおすことができない。「同意」とは形式的な手続きにすぎないことが多い。

そこで彼女が目にしたものは、絶対的な権力をもったホームの女主人と、その劣悪なケアに翻弄されるさまざまな老人の姿である。しかし彼らはけっして魂を売り渡してはいない。それについて彼女は日記に、「老齢というものは、実は老人自身にしか見破ることはできない偽装だ。私の感じ方はいままでと少しもちがわないし、二十一歳のときと同じに心のなかは若いのだけれど……私の怒りは、私が老齢であるばかりに、弱気とか耄碌《もうろく》のしるしとみなされる。……老人は、正当な怒りさえ奪われなくてはならないのだろうか。怒りっぽささえも「症候」として扱われなければならないのか」と記す。

このように自分をしっかり保って、人におもねることがない高齢者は施設では疎んじられることが多いが、彼女もその例外ではなく女主人から冷ややかにあつかわれたり、嫌がらせなどの精神的な虐待を受ける。それでいて女主人について、「老人ホームを開くまえ、どんな人間だったのか知りたい……老人ホームは成功まちがいなしの投資であるばかりか、家族がなんらかの理由で見棄てた老人たちの世話をするのは楽しいだろうと考えた、ということは大いにありうる」と、けっして特殊な邪悪な心をもった人間でないとみている。それは、ナチスの強制収容所で絶対的な支配力を与えられた看守たちがなにをしたかという問題と共通している、と。

ところで主人公は、このような生活環境のなかで二度、精神錯乱状態におちいる。一回目は、痛みに苦しんでいる入所者の訴えを無視して心ない返事をした女主人に対する怒りの爆発である。殴りかかり椅子を放り投げる。結局抑えつけられて鎮静剤をのまされて暗室に閉じ込められてしまった。

二回目は病んで衰えながらも施設での死を望んでいた気骨ある老人が、ケアの不当さを訴えた主人公の機転で医療監査がはいった結果、病院に運ばれて亡くなったことをきっかけになっている。自分のしたことが思いがけない結果をまねいたことに衝撃を受けて眠れなくなる。そして、船の廊下を走り、ドアにつき当たるといった悪夢にさいなまれる。異常な発汗、そして前日、前々日の記憶がないことなどがつづく。

精神医学的には、一回目は怒りによる激情性の興奮であろうが、その後にせん妄を生じた可能性もある。二回目はうつ状態から夜間せん妄をきたしたものであろう。どちらの場合も、人間関係や状況を背景にした不安や怒りが伏線にあって、そこに衝撃的なできごとがくわわって感情の爆発やせん妄を生じている。

ボケとはなにか

巷間《こうかん》では、高齢者のこのような異常は「ボケ」といわれる。うっかりミスや度忘れだけでなく、わけのわからない興奮、誤解や記憶ちがいにもとづく怒り、盗ったと攻撃する妄想、女がいると騒ぎたてる嫉妬妄想などが、ボケにふくまれている。うつ病は、気力がなくなった、何もしない、忘れっぽいという理由でボケといわれる。また、同じことを何回も確認する強迫症状や、病気ではないかと身体的な不調を訴える心気症状のような性格的な問題も、高齢者ではボケといわれる。精神医学的には、妄想は心（観念）の異常であり、うつ病は感情の異常、そして強迫や心気症状は神経症圏に属し、それぞれまったく異なる。

脳の機能が障害されたために生じるせん妄や痴呆もボケといわれる。せん妄は交通事故や脳梗塞により脳が損傷を受けた直後の症状（急性期）で、脳の機能全体が統制を失った状態である。肝硬変や尿毒症により有毒な物質が体液を汚染したり、薬の影響でも生じる。せん妄は神経組織が破壊されていなくても生じるので、損傷がしだいに限局化するか、治療で体液が改善される、あるいは薬をストップすると、精神機能は回復する。

せん妄とは、意識が混濁して状況が正しく認識できなくなり、錯覚や幻覚により不安になったり興奮するといった精神症状をしめす状態である。高齢者は、夜になると家族や時間や場所がわからなくなる（人物誤認、失見当識）。不安げで落ち着かず興奮したり（精神運動性興奮）、幻覚（多くは幻視）に支配された行動をとることもある。失禁したり、衣類を破く、シーツを裂くといった異常な行為もみられる。しかし日中は落ち着いていて家族や自宅であることや、時間の認知は正しく保たれている。多くの場合、本人は夜間の自分の状態の記憶はない。突然生じて、数十分から数日でもとに戻ることが多いのが痴呆と異なる。痴呆患者にもせん妄は生じるが、このような特徴をふまえると鑑別できる。

これに対して痴呆は、脳の損傷により組織が破壊されて、神経細胞が死滅した結果生じる精神機能の欠落症状である。損傷または病変が慢性化し、固定化した状態である。損傷が局所のみにとどまっていれば、その部位だけの欠落症状に限定される。たとえば、失語症や失認、失行などである。損傷部位が広汎で、さまざまな機能が障害され、思考力や認知、判断、抽象能力などの高次の精神機能が恒常的に障害された状態が痴呆である。

痴呆は脳の組織が損傷されたために起きる知能の障害である。痴呆性疾患として代表的なアルツハイマー病は、数年から一二年の経過をたどってゆっくり進行する。そのため初めは老化現象と区別できないことが多く、いつ発症したかを特定することはむずかしい。神経細胞は再生しないので、その死滅により生じた痴呆は非可逆性で後戻りがきかない。

ボケは禁句に

ボケという言葉は、このようなさまざまな精神的な異常や異常行動を総称しているが、いったん「ボケ」といわれると、それは「痴呆」としてひとくくりにされる。すなわち痴呆でない精神的な問題、たとえば度忘れやささいな誤認、そして妄想やうつ病、強迫症状などが、それぞれのちがいを無視して、すべてボケといわれる。こうして、なぜ妄想をいだくにいたったかという理解や治療はなおざりにされ、痴呆としてあつかわれることになる。また、せん妄は、それを引き起こした薬物を取り除いたり、身体病を治療することでもとに戻りうる可逆性の症状なのに、ボケというレッテルを貼られると、そのような対策や治療がなおざりになる。痴呆老人にせん妄が生じた場合に適切な治療がなされないと、痴呆を悪化させてしまう。

このような理由から、高齢者の臨床や福祉の現場では「ボケ」という言葉は禁句とし、具体的な症状を語るようにする必要がある。

アンチテーゼとしての老い

サートンの小説『今かくあれども』に戻ろう。

主人公の女性は強制収容所のようなナーシングホームで地獄のような日々をすごしているが、悪夢ばかりではなく救いもある。女主人もちょっとだが機嫌のいいときもある。信頼しあえる老人との心のこもった交流。人のいい牧師。彼女を愛してくれた若い女性との出会いと別れなど。

この小説の結末は、ホームでの生活で心身ともに老いさらばえていく主人公を若い仲間たちが救出しにくるが、彼女はそれを断り、ホームで死にゆく道を選ぶ。

前に、この小説はアメリカのナーシングホームの実態がそこに入っている老人の目で書かれていると述べたが、ここまで読んでくると著者にはもっと深い意図があることがわかる。ナーシングホームとは老いそのものを意味している。そこの女主人とその愛人と娘は、老いの具現化した使徒なのだ。ときには邪悪、冷酷、ときには猫なで声で安らぎを与えようとする。老いの使徒にも厳しいもの、弱々しいものそれぞれある。入所者は、老いと対峙している老人たちを意味している。彼らはそれぞれに老いとむきあう。あるものは抵抗し、あるものは仮面をかぶり、あるものは死んだふりをして。

しかし老いは巨大であり、老人たちの戦いには勝ち目はない。一時的に勝ちをおさめたり、事態の好転をよんでも、それは次なる悪化への前段にすぎない。入院という老いからの脱出も、所詮は死への道筋を変えたことにはならない。

老人のなかには、ナーシングホームに入らないですんでいるものもいる。主人公の兄夫婦がそうだ。彼らは老いを回避している。ときどき老いの現場をみにくるが、遠巻きにしているだけで、なかに入ろうとはしない。しかし彼らだって、転んで骨折したり脳梗塞を起こしたりすればナーシングホームに入らざるをえない。老人が元気だ、健康だ、年をとらないといっているのは、このような瀬戸際にいるという自覚がないからにすぎない。

一方、ナーシングホームに出入りする若者たちの存在は老人にとって救いである。それはホームの外側にいる〝若い〟老人たちとはちがう。老いの使徒である女主人ともちがう。彼らはホームをおとずれて、老人の手を握りしめ、話に耳を傾けてくれる。理解し、同情してくれる。それがどれほど老人の心を安らかにするか。しかし彼らは外の人間であり、ナーシングホームを変革できない。できるのはそこからの脱出の手助けであるが、老人は老いという現実からは逃れられないことを知っている。それゆえに主人公は、せっかく与えられた逃げだすチャンスを拒む。

このようにみてくると、高齢者にとってのアンチテーゼは、若さではなく老いである。高齢社会でもとめられていることは、九〇歳になっても六〇歳と同じであれと望むことではなく、ほかの年代にない課題に正面からむきあうことである。

老いから目をそらさないこと

サートンの小説から読みとれるのは、このような老いの厳しい現実から目をそらすことはできないということである。そのような指摘はしばしば老いを暗いものとしてとらえすぎる、ペシミスティックだと批判される。しかし、今日の高齢者医療や保健、福祉や介護、そして社会問題などをめぐってなされる提言や指導の多くは、老いについて十分に知っているとはいえない内容である。老いを正面からみつめるためにもとめられるのは、リアリズムである。

サートンはこの問題に対する答の一つを用意している。それは、老いの悪い化身である女主人が二週間ホームを留守にしたあいだ、代わりをつとめた天使のような女性の存在である。彼女の老人に対する愛情と人を癒すやさしさ、感じやすい手の力、そして人を理解しつつみこもうとする心。彼女が登場したその日から、ホームの空気が一変する。年老いた男たちが恋におち、甘える。そして女性の主人公でさえ同じ気持ちになる。ここに老人になにが必要かがいいつくされている。

堀秀彦は、老人が社会にもとめているが、けっして口に出せないものは「いたわり」であるという。老人とは闘い終わった人間であり、いたわり、哀れみ、尊敬といった複雑なものをまぜた目を痛切にもとめていると語る(『石の座席』朝日新聞社)。老人は、その間も確実に老いていく。

もう一つつけくわえると、彼女が信頼している若者が、彼女に対する信頼の気持ちを伝える話である。「大きな人間には、なかなか出会えないものです……あなたは、勇気とはなにかを見せてくださった。最悪の状況に耐え、しかも腐敗せず、変わりもしないという人間の力を見せられました」。いや、自分は変わったと答える彼女にむかって、「人間の真髄に影響をあたえるような意味では、変られていません。あなたはみごとです」という。ここには、老人にかかわることで若者が変わりうること、そこで手に入れるものは、ほかの体験ではえがたいものであるということをしめしている。たしかに彼女は変わったのだ。それは老いたことである。戦いに疲れ果て、心身の老いはどんどん進んだ。彼女はそれを自覚している。しかし、救いの手を断って、ホームに残ることを決断する。そこに込められている意味を若者が理解できたとき、「変わっていない」といえるのであろう。

痴呆に対する蔑視

高齢者に対すると痴呆はないかとさぐる風潮は異様でさえある。病院では、風邪や腹痛で病院にかかった患者に日付けや総理大臣の名前をきいたりする。入院すると看護婦に、朝食の内容や主治医や面会者の名前をきかれる。福祉サービスを申請すると知能テストをされる。なんのためか。

社会が痴呆を蔑視している反映であろうが、それにとどまらず、高齢者すべてを侮辱しているといっても過言ではない。それは痴呆老人や高齢者のみでなく、障害をもった弱者全体に対するその社会の意識をあらわしている。テストの点数で人間を序列化する。そうすることでようやく、自分と相手との関係を定位することができるのかもしれない。それは、その老人を理解するためにとか、よいケアのためにといわれるが、もっぱら自分たちの安心のためである。けっして高齢者のためではない。

仕事上の関係や近隣との交流のために相手の知能を知ろうとはしない。そうしなくても、付き合っているうちに相手を理解することはできるからである。そのなかには、知能についての推測もふくまれている。にもかかわらず、知能テストを施行する必要があるだろうか。ところが高齢者に対しては、当然のごとくにテストがなされている。その数値は序列化には効用があるが、その人を理解するためにはムダなのである。理解には二か月か三か月、あるいはそれ以上の時間が必要である。そうして理解しあえたとき、前にやった知能テストの数値はなんの意味ももたなくなり、テストした側は、その数値のこともテストしたことも忘れてしまうが、テストされた側は、その屈辱や怒りをけっして忘れることはない。

痴呆とは、それほどに恐ろしいものなのだろうか。痴呆に対する蔑視は、老いの否定につながっている。痴呆とはいったん獲得した知能が損なわれていくことであり、老いは生を受けたものが歩む生物学的な必然である。

人生の最終段階で痴呆という障害を背負わされた人に対して、「ああはなりたくない」「ああなったら死んだほうがましだ」という社会こそ異常ではないだろうか。彼らはそれまで社会のなかで働き、家族につくしてきた人たちである。彼らのそれまでの人生の歩みにふさわしい生を全うできるように努めることが、高齢社会の課題なのではないか。痴呆の人は「欠落」だけではなく、知能や人格、感情を保持している存在である。一人ひとりの歴史性や個性は失われていない。そのことに目をむけずに痴呆を語ることは、人としての認識を欠いている。残念ながら、ボケ予防の取り組みには、「ボケ」に対する蔑視がすけてみえる。

痴呆の多くは病気によりもたらされる。老年期における痴呆性疾患の双璧の一つである血管性痴呆は、高血圧や動脈硬化を予防することで防ぐことができる。また発症した場合にも、それ以後の適切な管理により進行を食いとめることが可能である。一方のアルツハイマー病は、いまだに原因も治療法も未解明のままである。それは、二一世紀の人類の最大のテーマの一つとして世界中で取り組まれるであろう。ただし、原因がわかっていないということは、何もわかっていないということではない。これが原因ではないかと考えられることがらについては、これまでにほとんど研究しつくされて、それらが原因ではないということがわかっている。このことをふまえていないと、ボケ予防を唱えるあやしげな研究者の跋扈《ばっこ》を許すことになり、ボケ恐怖症にとりつかれた人たちが踊らされる事態をまねく。

痴呆がふえている今日、課題は次の三点に大別できる。第一は予防や進行をくいとめる対策への取り組み（脳梗塞や動脈硬化など）、第二はアルツハイマー病の研究、第三は痴呆老人のケア（家族へのサポートもふくめて）である。

第8章　老いがもたらす豊饒さ

老いの自画像

陽だまりに座って魚網の手入れをしている老漁師のポートレイトに目が吸いよせられることがある。農村のスナップでも同じようなことを経験する。そこに写っている老人の顔が、じつにいいからである。それは、都会ではけっしてみかけない表情である。長いあいだ自然とむきあってきた生活のなかではぐくまれた人となりが、内側からにじみ出ている。遊牧民や極地に暮らす人たちのなかにも、そのような老人の顔をみいだすことができる。

いい顔とは、どういう顔をいうのだろうか。深い思索にみちたものか、いきいきと輝いている顔か、穏やかな顔か、曇りのない天真爛漫な顔か。そのどれもがあてはまるのかもしれないが、老人にとくにそれを感じるのは、豊かな年輪が映しだされているからであろう。

顔ということでは、自画像にこだわった画家が何人もいる。なかでもレンブラントは、その数が多いだけでなく、一点一点がユニークなことでも知られている。ちなみに、そのほかに自画像の多い画家としては、ゴッホ、デューラー、ムンク、ゴヤ、セザンヌなどがあげられる。日本人には自画像を数多く残した画家は少ない。そのなかで岸田劉生《りゅうせい》は唯一の例外といわれているが、三八歳で没しており自分の老いを描いてはいない。

諏訪で県立高等女学校の美術教員を勤めながら画を描きつづけた、孤高の画家宮芳平《みやよしへい》（一八九三〜一九七一）が生涯にわたる自画像を残している。彼の作品の多くは豊科近代美術館に展示されているが、数点の自画像もそのなかにある。初期の自信にみちた顔、それにつづく若いころの苦悩や絶望、さらに後の寂しさといった内面を描きだしている自画像につづいて、エルサレム巡礼にでた晩年のルオーの影響を強くしめす厚塗りの自画像には敬虔な祈りの境地にたっした彼の顔が描かれている。

宮芳平は画学生の大正三年に文展に出品して落選したが、納得がいかずに審査主任の門をたたく。それが森鷗外であり、そのいきさつとその後の交流は鷗外によって、短編小説「天寵」として発表された。しかし、宮は鷗外の関係者には快く思われていないようで、宮の教え子の小島初子はその一つの例として、鷗外図書館の祝賀会で小堀杏奴が届けられた宮について記した本を、「ふん、こんな!」と爪ではじいたというエピソードを『天籠残影』（冬芽社）のなかで紹介している。

ところで、ゴッホは三七歳、岸田は三八歳で亡くなり、自分の老いをみることなく人生を終え、ムンクは八一歳、セザンヌは六七歳で生涯を閉じているが、そのドラマティックな生き方と自画像との関連では、レンブラントは他の追随を許さない。嘉門安雄によると、自画像を描く文化は北欧の特質であり、個人の特質としては、自己をみつめる内省的で、しかし、自己の芸術に絶望することなく自己を信頼するひとであるという。「彼らはけっして人間ぎらいではない。むしろつねに人間愛のぬくみをもち、それだけに、人間本来の孤独感をかみしめることのできる人である」と述べたうえで、その典型をレンブラントにみいだすと記している（『新潮美術文庫9』解説）。

嘉門によると、レンブラントの自画像は習作期の三、四年間に一五点、円熟期後半の三、四年と晩年の一六六〇年代に一七点というように集中している。自画像の少ない時期をふくめて、彼の歩みと精神性と自画像は相関している。彼にとって、初期の二〇代の習作期の『サムソンとデリラ』『エマオのキリスト』をとおして老人を描くことが生涯のテーマとなったが、それと軌を一にして自画像を追求するようになる。

レンブラントはオランダの粉屋の息子として生まれ、生まれながらにして光と影を体現しながら育つ。二〇代に早くもその才能を認められるが、オランダの人びとの生活と人間描写を土台にしながら、聖書の世界や肖像画を描いて世に受けいれられていった。

三〇代は外面的にはもっとも恵まれていたが、人びとがもとめる肖像画と、彼のなかで深化していく人間を描こうとする欲求はかならずしも一致せず、その亀裂を自画像と妻サスキアへの愛という自分だけの世界で埋めていった。流行や世評との決別の辞とみなされている『夜警』の制作やサスキアの死をへて、青年期の気負いからおのれの内にささやく生命の声をもとめて安らぎにむかい、成熟と和らぎをしめすようになる。この時期は老人像が多く描かれる一方で、自画像がもっとも少ない。

四〇代の後半からの円熟期に、コレクションのための出費と経済恐慌のあおりで家や美術品の大半を手放し、貧しいユダヤ人区に居を移した。そこで彼がみたものは、貧しくとも純粋で自由な魂をもった人びとの姿であった。こうして晩年の作品は、彼自身の生命の発露そのものをあらわしている。この時期に再び自画像に精力的に取り組んでいる。

二三歳のときの自画像には、はつらつとした自信と内面の葛藤がみごとに描きだされている。これに対して、六三歳の死の直前の自画像からは「澄みきって温かく、限りなく深く豊かな精神」をみてとることができる。「この間、彼は自己を描き、聖書の物語を描き、そのときどきの周辺の人々を描いている。しかも、この二つの両端の自画像を並べてみるとき、表現の方法に違いがあるにしても一貫して変ることなくたえず人間を愛し、人間を信じつづけた一個の偉大な魂の声をきくのである」(前掲書)。

老いは人を豊かにする

老いとは、このような精神の軌跡が凝縮してあらわれる時期である。前に紹介した里見弴の「自分の一生はなんのためにあるのか、なんのために生きてきたんだと考えることは、一度や二度じゃダメなんだ。二十代で考えたり、三十代で考えたり四十代で考えたりしてだんだんその考えに厚みがついてくる」という言葉は、八〇歳をすぎた彼が、それまでに生きてきた道筋をよくあらわしている。また、森鷗外の娘として生まれた小堀杏奴は、二五歳のときに『晩年の父』という手記を著し、七二歳のときにそれを復刻しているが、その「あとがき」に「初めて理解できた父、鷗外」を記している(岩波文庫所収)。そこには、二〇代から七〇代への彼女の老いにつれて深まった、人間をみる目や、年代を共有して初めて知りえた共感をみてとることができる。それは理解とはちがうものである。

大岡信は、松尾芭蕉が死に臨んで実兄にあてた遺書を紹介しているが、そこには生涯を旅に賭けた芭蕉の思想があますところなく表現されている(『永訣かくのごとくに候』弘文堂)。それは、「御年寄られ、御心静かに御臨終成さるべく候」というものである。自分の死を悟った死の床から、兄に臨終のときの心得を語っている。なみのものにはできないことである。

今とちがって、芭蕉の時代の旅は死を賭したものである。彼にとって詩歌風雅の道とは、心静かに臨終するための生死一如の孤独な旅である。『野ざらし紀行』や『奥の細道』はけっして物見遊山の観光旅行ではない。ちなみに奥の細道の旅は二四〇〇キロ、一五〇日におよぶ。死を意識しながら五〇年の生を全うした人生は、すでに精神的には老いに達しているといえよう。

年をとることは、その人の心を豊かにする。生涯を脇役に徹した花沢徳衛《はなざわとくえ》は、『脇役誕生』（岩波書店）のなかで「私は俳優になってから五十八年、一度も自分が脇役だと思ったことはない……演技を手本とせず、実生活を手本とするということを、近代俳優術の創造理念の原点だと考えれば……世の中は一人一人違った問題を抱えた主役が集まってできている」と述べ、しかし俳優になった当初から、そういう考えをもっていたわけではなかったとも記している。高齢者の言葉は、彼／彼女の生きてきた歴史を背景にしているからこそ含蓄がある。

これまでたびたびその著書から引用した堀秀彦は、東大哲学科に学び、東洋大学で教鞭をとり学長を務め七四歳で引退した。『新恋愛論』（雲井書店）『女性についての一〇三章』（大和書房）などのほかに、豊富な読書量と該博な知識にもとづいて、卓越した文章による古典や論語を紹介した著書で知られている。

彼は七七歳のときに『年齢をとるということ』（光文社）を書いて以来、『銀の座席』『石の座席』（以上、朝日新聞社）『死への彷徨』（人間と歴史社）など、みずからの体験にもとづいた老いについての思索を展開して、わが国におけるその分野の先駆的存在となった。彼は八二歳のときの著書『石の座席』のなかで、「人生をどう考えたらいいのか？　ここ十年ほどの間に、この問題について私に解答を与えてくれた著書（ママ）と本、それはミシェル・モンテーニュとその著書『随想録』三巻だ」といい切っている。

堀は「人生の師」と呼ばれるに値する人なり本なりは、人生の晩年になってその師として定着するという。青年期や壮年期の読書や思索はあまりあてにならない。彼は思春期にはキリスト教徒であったが、その後、禅宗に心ひかれ、大学で西洋哲学を学び、マルクス主義にもふれた。しかし、「人生は公式でわりきれるものではない。たまたま生み落とされ、百年も満たぬ内に死んでしまう人間を、一つや二つの公式でわりきれる道理がない。公式主義……あるいは権威主義に対して、最初にはっきりと反抗させる考え方を教えてくれたのは、根本的には不可知論者というべきB・ラッセルの著書……次いでモンテーニュ」の懐疑主義であるといっている。

老いを正面からみつめる

彼は老いについて、死、衰え、生き甲斐、性などさまざまな面から、リアルに、そしてシニカルに論じる。それは、彼自身が老いて考えたことであるために自由で奥行きが深い。たとえば、「老いて学ぶ」という風潮についての批判を展開する。

「老人には老人の世界がある。その世界の中で、自由に遊べる世界を見つけ出し、つくり出すことだ。そしてこのことは、途轍もなく難しい。老いて学ぶのは、老いを忘れるためなのだ。老いを忘れるには、若ものたちの乱雑な世界をまず無視することだ。「時勢におくれる」なんて、つまらぬ心配をしないことだ……時勢を超越したと考えたほうがいい……老人学級に出かけるのを止めはしない、だが、それよりか、今夜の晩飯になにを食べるかのほうがもっと痛切なことだ」。

性についても、一方で七〇歳近い老学者が妻をなくした数年後に三〇代の女性と結婚して子を産んだ話を批判するが、他方で老人の自慰や、一休禅師が七七歳のときに三〇歳若い盲目の森女と邂逅して、八七歳で死ぬまでの一〇年間閨《ねや》をともにした旺盛な性生活を紹介している。「人間とはまことに性の世界で業の深い存在だ……性器だけを中心にした性行為や生活をはなれて、性的感受性を性器以外の身体で、満たそうとするかなしい試みと実践はまさしく、年寄りの世界である」と述べて、「老人の前には、遠からぬ死が立ちはだかっている……それでも年老いた性の世界をすてきれないということは、性と死がどこかで結びついているからであろうか……それとも……性をすてきれないのは……性と生がかたく結ばれ、性が生きていることの一つのしるしでもあるためであろうか」と問いかける（以上、『石の座席』より）。

堀がこのように老いについての自由闊達な論を展開するようになったのは、七〇歳をすぎてからのことである。むろんそこにいたるまでには、孔子やソクラテス、ルソー、ラ・ロシュフコー、そしてラッセルやモンテーニュなどについての深い造詣がある。だが、彼がどのように懐疑的に老いを眺めても、それは彼が老いに達したからこその思索である。年をとらなかったら、このような考えにはいたらなかったであろう。そして彼の本から伝わってくるものは、老いをとおして人間を考える姿勢である。彼の哲学は、みずから老いを体験し、それをみすえることで深められ、結実していったといえよう。そこに語られているのは、老いたことではじめて手にいれることができた人生や人間についての思索なのである。

堀と同じような心境を、小児科医である松田道雄が記している。松田は、京都大学医学部を卒業してから町医者として小児科医院を開き、『育児の百科』『私は赤ちゃん』（以上、岩波書店）などの育児に関する名著を著すかたわら、ロシア革命や孤高のアナーキスト石川三四郎を紹介するといった在野の思想家としても知られている。なかでも、八八歳で発表した

『安楽に死にたい』は大きな反響を呼んだ。それについては前述したが、彼はまた安楽死を肯定した人として、杉田玄白《げんぱく》の『耄耋《ぼうてつ》独語』(『日本の名著22』中央公論新社)を紹介している。玄白は『養生訓《ようじょうくん》』の貝原益軒《かいばらえきけん》と同時代を生き、『解体新書』を翻訳したことで知られるが、町の人たちの診療に打ちこんだ真の臨床医であり、安楽死の肯定はそれにもとづいた思想であると松田はいう。

真のユーモア

このように老いを真正面からみつめることで、人生や人間についての考えを深めた人たちの対極に、快老(怪老?)といわれる富士正晴《まさはる》がいる。彼は六八歳のときに『竹林翁落筆せいてはならん』(朝日新聞社)を世に送る。これはわが国では珍しい、老いについての痛快な談議である。それも堀や松田とまったく同じ視点に立っている。

たとえば、「山中の街道を仲間と歩いていて、こっちは若かったから、さっさと小さい老婆を追い越して歩いて行ったことがあった……その老婆は、若いもんは元気じゃのうなどと声をかけて、こちらに追い越されてずっと後のほうになってしまう。しかし眺めてみると、せかさず焦らず自分のペースでえっちらおっちら歩いている。時間がたって、こちらが道端で腰を下ろしていると、小さな婆さんはいつのまにやらやって来て……休みもせずに短い足、曲がった腰で歩いていく。しばらく行ってまた追いぬく。二時間ほど歩いて、こちらは足が痛くなり休憩がながくなると、とこりとこりとまた、ばあさんが通過する。一本道なのに、そのあとはばあさんに追いつくことすら出来なくなった」という体験から、「そうしたばあさんとほぼ同じ年齢にわたしも達して来ているが、このじいさんはあのばあさんのように凄いか、こわいか。とてもとても及びもつかぬという気がする。山歩きがというのかといえば、そういう歩行のはなしではない……自分が老人になったくせに、としよりはこわいとまだ思っているのも変なものだが、やっぱりこわい。眺めていると、不可解な気がするのである。どこが？　そのおつむの中である」と記す。

そんな彼が、女性にめざめたという。「ごく最近から突然、女が美しく見えはじめたことに気がついてびっくりした。何と女は美しい顔をして、美しい体をして、という風に単純率直に深くである。どうして急にそうなったかが判らないが、本当は判らないこともない気がする。それは老いのためなのだというのが結論である。老いた故に、女が美しく見え出したのだ。まことに幸福かも知れぬ。いや幸福にちがいない。この幸福のあるうちに死なぬと損であると思うが、そううまく行くかどうか」といって、老い万歳と叫ぶ。彼はそれを一休にならって「ヒコバエ」と称する。老人の性の欲望を、木の根もとや切り株からチョンとはえて出る小枝にたとえている。

このような文章を読んでいると、老いは真のユーモアをうみだすようだ。

ミケランジェロ

これまでみてきたように、老いがもたらす人生観の円熟や透徹した人間についての思索は、その人のそれまでの生き方のうえに成り立ったものである。そのことは、八九歳までの長い人生の過程で、つねに自分をみつめ、壮絶なまでにたたかいつづけたミケランジェロの生き方にもみることができる。

彼は一四七五年にフィレンツェに生まれ、一六世紀ルネッサンスを代表する芸術家である。二〇代から三〇代はレオナルド・ダ・ヴィンチとラファエロを意識して競合したが、その時期にすでに大理石像『ダヴィデ』やシスティーナ礼拝堂天井画を手がけて天才を認められていた。一五一九年、二〇年に二人の巨匠があいついで亡くなると、その後の五〇年間は「神聖なる」と呼称されるような絶対的な地位に君臨しつづけた（羽仁五郎『ミケルアンヂェロ』岩波新書）。

三〇代までが彼の第一期とすると、その後一五三五年にはじまる『最後の審判』の制作のころが、第二期である。そして彼の第三期である晩年を特徴づけているのは、建築家としての活動である。聖堂や廟堂だけでなく、城塞や広場と宮殿などの建築を手がけている。それとともに、彼の宗教的な精神的世界を追求して、『ピエタ』の連作である三点の大理石彫像に取り組む。辻茂は、ミケランジェロにとって深い友情と尊敬の対象であったベスカーラ侯夫人の死がこれらの像の制作の背景にあることを指摘して、死の前日まで鑿《のみ》をふるっていた彼を、「彼の生涯の豊饒と苦闘の究極にふさわしく、なおもとどまることなく追い求める孤絶した魂の、赤裸な形跡」と表現している（『大系世界の美術14』学研）。

同じく彫刻家である高田博厚《ひろあつ》は八四歳のときに、『私の転機』という手記を新聞に発表しているが（朝日新聞　一九八四年七月三日）、そのなかで「私にとって「仕事すること」が「生きる」ことであり、自分の優劣を自ら判定したこともない。ただこの老齢になって自分に残りつづける実感は、「仕事する」すなわち「生きる」ことであった。生死の問題など一般に考えられているようなものではない。「生きる」ことなのである。……老齢になった私も、「生きた」と言いたい。これからも言うであろう……」と結んでいる。

『歌右衛門伝説』

演劇の世界は、人間を表現するという点で、若い役者が老いを演じなければならないし、年とった役者が、老いも若きもさまざまな人間像を表現しなければならない。そのことを、女形《おやま》という歌舞伎独特の役者を演じつづけた六代目歌右衛門をとおしてみつめた渡辺保の

『歌右衛門伝説』（新潮社）でみてみる。

歌舞伎の世界では、美男美女を演じる役者は、いくら年をとっても老人の役はしないことになっている。したがって、女形は三〇歳が限度ともいわれるが、歌右衛門は五〇歳になっても七〇歳になっても一六歳の八重垣姫を演じつづけなければならない。しかし歌舞伎の芸道とはそんな生半可なものではない、と渡辺はいう。

冒頭で「二月堂」の渚という老女役を初めて演じたときのことが紹介される。歌右衛門は七五歳である。そこで歌右衛門が演じた渚は、それまで渡辺が他の何人もの役者でみてきた無名の老女の昔話ではなく、近代劇の視点で描かれた「女の一生」であった。そのとき歌右衛門は病後で、抱きかかえられるように花道から出てきた。舞台でもほとんど動かないが、顔の表情や手のしぐさなどの小さな所作により、渚の内面をあますところなく表現する。それと同時に、物語の解釈にこれまでの歌舞伎の世界になかった新しい視点をしめし、人間の心理をリアルに表現する近代的な役柄を演じた。こうして渡辺は、この舞台の歌右衛門の演技から人間の老いという問題と、歌舞伎の近代化という二つの問題をみいだす。

第一の問題とは、年老いた役者ががんばって大仕事をしたというようなことではなく、身体の老い、衰えを役者としてどうのりこえ、それをプラスに転化しうるかということである。女形にとって身体の美しさは生命そのものであり、それを芸でカバーできる年齢をこえてしまったとき、女形として生きつづけることは不可能になる。ところが歌右衛門は、その老いた身体をもって、生きることの本質と芝居が身体によって成り立つことを逆説として提示したと渡辺は論じる。

もう一つは、歌右衛門が追求してきた歌舞伎の近代化というテーマである。歌舞伎は一人の役者がさまざまな人物や風景になって物語るが、それは近代的なリアリズムの演劇のありかたと相容れない。「二月堂」を女の一生ととらえる近代性と、女形という反近代性の矛盾をどう考えたらよいのか。歌右衛門がみずからの老いを、歌舞伎の舞台をとおして語る。それを渡辺は歌右衛門の舞台で紹介している。

たとえば、歌右衛門七〇歳のときの「喜撰」の茶汲み女お梶の舞台。四〇年も演じてきた役だが、往年のように身体は動かない。しかし、被衣《かづき》をとったときの若々しさや、座ったらふたたび立つには手をつかなければならないために中腰の演技を創りだし、それが美になっていることなどから、身体の限界とのたたかいから生まれる美しさをみいだす。これまでにないお梶であった。この舞台で歌右衛門は転倒して腕を骨折する。身体の老いはこのような形であらわれる。老いは、創造と衰えが共存しているのである。

七三歳のときに演じた八重垣姫では、「くどき」の場面で、口でいわれぬ胸の内をそこはかとない香気であらわした。「七三歳にならなければ、この香気をつかまえることができないとすれば、歌舞伎とはなんとおそろしく、深く、底の知れないものなのだろうか」と渡辺は記す。さらに、「籠釣瓶花街酔醒《かごつるべさとのえいざめ》」の八ツ橋という遊女の演技では、悪女でありながら、一方で可愛い女の一面をもつ矛盾を演じて、人間の奥の深さを表現してみせた。

本の紹介はここまでとして、最後に歌右衛門がインタビューのなかで語っている言葉を抜粋する。「樹木が、松ひとつとっても、やはりそれなりの年輪というか、重みというのか、芸にはそういうものがどうしてもないといけません……自分が、その何か思っているうちは駄目ですね。自分が忘れられるような舞台にならないといけませんね……ああそこは、ああいうやり方じゃ、どうのこうの、なんていわないでそこに行けるような……（ややあってきっぱりと）やっぱり年ですね」。

歌舞伎の世界は、年をとって初めて獲得できる芸がたくさんある。老いが人間についての見方を深め、役者がそれを演技をとおして表現する。しかしこのことは、歌舞伎だけのものではない。それは、文楽の吉田簑助が芸を語った『頭巾かぶって五十年』（淡交社）や九〇歳で一人芝居「殺陣師段平」を演じた新国劇の島田正吾の『芝居ひとすじ』（岩波書店）などにみることができる。

人生を深く思索する

これまで、さまざまな分野で老いが生みだしたものをみてきた。そこには、老いてなお若いというものもあり、老いて到達しえたものもある。そして、老いることで初めてみえてきたものがたくさんある。自分の老いをとおして、人間や人生を深く思索するようになった人は多い。それは哲学者だけでなく、人間を演じる俳優も同じである。

陶芸家の濱田庄司は、随筆のなかで「形は轆轤《ろくろ》に委せ、絵付けは筆に委せ、焼くのは窯に委せるという気持ちが、ほんの少しながら仕事の上にちらつくことがある」（『窯にまかせて』日本経済新聞社）と述べているが、それは、若いころからの厳しい探究の歩みと、柳宗悦《やなぎむねよし》、河井寛次郎《かんじろう》、バーナード・リーチ、富本憲吉らとの交流をとおして培われ、到達した心境なのであろう。

ラザール・ベルマンの七〇歳のときの演奏も同様のことがいえる。かつて、あのリヒテルが初めて西側にデビューしたとき、「自分より凄いピアニストがまだ国内にいる」といったそのピアニストであるが、大きな軀幹《くかん》をもてあますかのようにゆったり歩く姿からは年齢を感じた。しかしその演奏は、卓越したテクニックで、力強さと繊細さを、派手な誇張や思わせぶりなところなく、あくまでもたんたんと弾いていくものであった。日本の音楽会では珍しく、演奏が終わってしばらくの静寂があった。それは心にしみこむような深い感動を物語っている。そこにベルマンの老成をみた思いがする。

孫が祖母の生き方から学んだ

ここまで、老いることによってえられるものを、それぞれの人をとおしてしめしてきたが、彼らはその分野で秀でた人たちである。しかし、この章のはじめに記した漁村や山村に生きる老人たちは、そのように雄弁ではない。にもかかわらず、その表情にはすばらしい老いを感じとることができる。老いは、名もない人たちにも豊かさをもたらし、それは次の世代の人びとの心を豊かにする。そのことを事例をとおしてみてみる。

事例は、八七歳のときに肺炎で総合病院に入院し、一か月後に「痴呆が高度で、異常行動が激しい」ために老年精神科のある病院に移された女性。ベンゾジアゼピン系抗不安薬が大量に使われていて、そのため彼女は起きあがれず、呂律《ろれつ》もまわらない。

家族によると、入院前に痴呆はなかった。「病院で手足をしばられてから、頭がおかしくなってしまった」という。彼女は肺炎で入院すると、点滴する側の腕をしばられた。彼女がそれを外すと両腕をしばられ、それに抵抗したためさらに身体的な拘束が強まり、精神安定薬を増量された。そして肺炎が治った時点で、精神科に転院となった。

彼女は精神安定薬を止めて数日してクリアになり、「私は親にも殴られたことはない。それなのに、この年になって手足をしばられるとは悔しい。屈辱的だ」と語った。話の内容からは、彼女の知性が高いことを推測できた。「痴呆」はなく一か月で退院した。

彼女は東京の近郊で骨董品店を営んできた。現在は息子と孫娘夫婦に店をまかせているが、高価な骨董品の鑑定は今も彼女がしている。

退院して半年後に、息子に愛人がいて、子どもの認知をもとめられていることが露見した。彼女は息子夫婦のいさかいには介入しなかったが、息子に解決能力がないとみてとると、愛人とは別れるが、子どもは認知することを二人に説いて問題を収束した。

それから数か月後に息子が心筋梗塞で急逝した。嫁はパニックにおちいったが、彼女は店にでて孫夫婦を助けた。孫娘は「祖母がいなかったら、母はどうなっていたかわからない」と彼女が家族の支えになっていたことを語った。

それから一年後に嫁が脳出血で死亡し、別に暮らしている孫娘（姉）夫婦が遺産相続をめぐって裁判を起こし、店は共同のものとなり、居住空間の半分を明け渡すことになった。妹のほうの孫夫婦は店と住まいを手放すことにした。姉のほうの孫は、祖母に対して有料老人ホームに入るようすすめ、具体的なプランをしめした。しかし彼女はそれを断り、妹のほうの家族と暮らす道を選んだ。九〇歳の決断である。

孫（妹）は、「祖母が私たちと暮らすといったときには泣いてしまった。二部屋しかなくなったので、今は小さい子どもたちと一緒に寝起きしている。でも愚痴一つこぼさないで子どもの相手をしてくれる」と語った。半年後に孫夫婦は、郊外に小さな家を買って祖母をつれて転居し、新しい職についた。

彼女は現在、九三歳で孫の家族と元気に暮らしている。好きな美術書を読むかたわら、それまでしたことがなかった庭いじりを楽しんでいる。

彼女は五〇歳のときに夫に先立たれ、息子と骨董品店を守ってきた。さまざまな苦労があったが、商いをとおしてすばらしい人たちと出会えた、店にでる楽しみは、それらの人たちと会えることだという。ところが八〇歳を越えて波乱があいついで起きた。しかし彼女はけっしてうろたえなかった。それが息子や孫たちの心の支えになった。有料老人ホームへの入所を断って、それまで苦楽をともにしてきた孫の家族と暮らすことを選んだ。

老いてからのこのような生き方は、それまでの生き方を映しだしている。しかし彼女はそれを語るわけでなく、そのようなことを意識してもいないだろう。だが、孫たちは彼女の姿からたくさんのことを学んだ。同じような立場で、なにも学ばない人もいるだろう。それは、老いが教えてくれるのではなく、われわれがなにをみいだすかが問われているということである。

年をとることにより学ぶことがたくさんある。そして、これから年をとるものは、高齢者の姿からたくさんのことを学びうる。それは人間や人生についての考えを深め、人間性を豊かにするはずである。

第9章　どのように老いを生きるか

これまでの人生を肯定する

ここまで老いについて、事例や問題をとおしてさまざまな角度からみてきたが、これから老いをむかえる人たちにとっての関心事は、「老年期をどのように生きるか」ということであろう。それには二つの方向がある。

一つは、痴呆や寝たきり状態になることへの不安を反映したもので、ネガティブな事態を回避しようとする防衛的なものである。たとえば、ボケないためにはどうすればよいかが大きなテーマになっている。また、健康法や食事などにも関心があつまる。若さを保つにはどうすればよいか、病気を予防するにはどんな食事がいいか。それは日常生活全般にわたる管理にまでおよぶ。

もう一つは、未体験の年代をどのように生きるかである。生き甲斐論に関心があつまることでわかるように、老いを生きる中身、あるいは質を模索する。老いについての高齢者の発言に注目があつまるゆえんである。なかでも、年を意識せずに元気溌剌《はつらつ》、老いに負けるなといった意識高揚型は人気がある。このような発言をしているのは、それぞれの分野で名をなした優秀な高齢者である。そこからなにかを学びとって、自分の生き方にいかせるかどうかは、次なる課題になろう。

ところで、九〇歳・一〇〇歳の健康な高齢者の多くは、ボケないために、長生きするためにと努力してきたわけではない。本や講演でみずからのことを語る有名人も、語ることがない市井の人もひとしく、その人なりの生き方をつらぬいてきた。老年期とは、そこにいたる人生の延長線上にあることは再三述べてきたが、それをふまえて、本章の命題にふれてみたい。

老いをいかに生きるかを考えることは、それまでの人生をふり返り、自分をみつめることにつながる。この作業はマニュアルがあるわけではなく、その人なりの営為である。たとえば、福沢諭吉は『福翁自伝』のなかで「人は老しても無病なる限りはただ安閑としては居られず、私も今の通りに健全なる間は身にかなうだけの力を尽くす積もり……自身の既往を顧みれば遺憾なきのみか愉快なことばかり」と自分の来し方を記している。一方、霜山徳爾は「老年期におのれの一生を不幸と感じ、とり返すべきもない失敗と思い、劣等感、自己嫌悪にかられて、ペシミズムの内に晩年を過ごすタイプは最も好ましくないといわれる。しかし果たしてそう単純に考えてよいであろうか。悔恨と絶望的な自己嫌悪のない老年の成熟というものがあり得るのだろうか」（『老いと死の深層』有斐閣）と述べる。

このように自らを省みる態度にも、その個人の性格や思想によるちがいが浮き彫りになる。〝かくあらねばならない〟といった公式があるわけではなく、その人なりであることに意味がある。自分の過去を悔いることは成熟の証しとみなすことができる。楽しかりしとふり返ることも、またよしである。なぜなら、そこにあるのは今の自分なのだから。今の自分について否定的な感情をいだいているならば、過去については悔恨のみである。成功や楽しい体験までもが否定的に受けとめられる。

老いの成熟とは、成功も失敗もふくめて、それらが凝縮されたものとして今の自分があると認識することである。その意味で、人生を肯定できるということは老いの成熟につながっている。

たばこの害を説く指導の問題

高齢者が漬物でご飯を食べていると、塩分のとりすぎだと指摘する。九〇歳の男性に対して、たばこを吸っていると肺ガンになるからと禁煙を強制する。このような善意の干渉がじいう。〝あれをしてはいけない〟〝これをすべし〟といった戒律とタブーが氾濫《はんらん》している。たしかにデータでは、塩分のとりすぎは高血圧や動脈硬化を促進し、塩分控え目の人より早死にする。しかし彼らは、そのような生活スタイルで年をとったつわものである。彼らに塩分制限やたばこの害を説くのは、釈迦に説法というものである。

そもそもこのようなデータは、これから三、四〇年は生きられる可能性をもった四〇歳、五〇歳の人たちに意味がある。しかし高齢者はそうでない。残り少ない人生を、これまでのように生きるか、それとも少しでも長生きできるように努めるかの選択は、老いをむかえる人の自由意思によるべきである。

都心に貸しビルを三つもって悠々自適の生活を享受している七五歳の男性が、健康診断で軽い糖尿病を指摘されて、食事制限を指導された。食べ歩きが趣味だった彼は、夜間せん妄になって「うな重、うな重」とうわ言をいうようになった。彼にとって、食事を制限され、うわ言をいいながら一〇数年生きるのと、これまでどおりの生き方をつらぬいて五年あまりで死ぬかもしれないのと、どちらがいいのだろうか。このケースでは、家族にせん妄にいたった心理的な背景を説明して、医師の指示を参考にして、老人がこれからどう生きるかを考えることが大切だと話した。彼らはその帰り道、そろってうな重を食べたという。その後、数日をへないでせん妄は消失した。

また、ある特別養護老人ホームで専門医による骨粗しょう症の調査がおこなわれた。その結果、つまづいたり転んだりすると骨折する可能性があるという理由で、三人の入所者が歩行を禁じられ、ベッドサイドでポータブル便器を使用するように命じられた。三人ともにそれまでは、施設内を自由に行動していたのにである。また、養護老人ホームでは、同じ理由から、二人の入所者が買い物のために外出することや観劇を禁じられた。二人はそれまで、バスや電車で自由に外出していたのだが。

その結果、特養の三人のうち二人は夜間せん妄を生じ、一人はうつ病になった。三人とも行動制限を解いたところ、ただちに症状は改善した。養護老人ホームの二人に対しては、「骨折するかもしれないということでなにもできないなら、骨折するまで自由に歩いていよう」と専門医の指示を無視して行動制限をしなかったが、二年以上が経過した今日までなにごともない。

骨粗しょう症のために骨折のリスクが高いということで、個人の生活のすべてを規制するような指導が問題なのである。検査所見をふくめて身体的な状態を説明して、日常生活の注意事項や治療法を提示して、それをもとにどうするかは患者が考えるようにする。どのような選択をするかは、彼らの生活や考え方により異なる。

医療者の役割とは、背後から見守り、求められたときにさっと手をさしのべることである。慢性疾患の治療とはそういうものであるが、往々にして医療が主役になってしまい、生活まで管理しようとする。それは急性疾患の治療には必要なことであって、慢性疾患や障害に対しては別の視点が必要である。このことについては項をあらためてふれたい。

中年期・初老期にいる多くの人はその後、三〇年、四〇年と生きる。そのため、高血圧の治療と食事などの生活管理により心肥大や動脈硬化の進行を食いとめる努力は大切である。肥満やたばこの問題も同様に考えることができる。だが高齢者は、その人なりの生活スタイルで現在にいたっている。それは実績である。基本的にはこれまでどおりでよい、ということを確認すべきであろう。そのうえで、問題点を指摘し、改められる点があるかどうかを相談する。その場合には、食事やふだんの生活にはできるかぎり介入せず、人間関係にも干渉したり調整しないことが原則である。

自由に生きる

ボケ恐怖症が蔓延しているが、痴呆についての不安や混乱の多くは、アルツハイマー病についての正確な認識がなされていないことによって生じている。そのことについては既述したが、原因も治療法もわかっていない病気にいたずらにおびえることは賢明とはいえない。原因や治療法のわかっていないという点では、ガンやパーキンソン病、糖尿病など、いくつもあげることができる。そのなかで痴呆がとくに恐れられるのは、自分で自分をコントロールできなくなることへの不安に根ざしている。

しかし、ボケの予防と称するさまざまな取り組みや訓練法や治療は、真の痴呆性疾患であるアルツハイマー病に対してはなんの意味もない。そのようなことをしてもしなくても、アルツハイマー病になりうることに変わりはない。それは本人の責任ではない。それまでの生き方や、生活スタイル、性格などによるのではないこともわかっている。

大切なことは、ボケないためにはどうすればよいかという囚われから解放されることである。山歩きが好きなら、一人でも連れだってでも楽しむことである。俳句が趣味なら、どんどん句会に参加したり雑誌をつくったりすればよい。草花や木に興味をもつ人、音楽会や観劇に出かける人、家で本を読みふける人など、それぞれが自分にあったことをする。

しかし、そうすることが必要だといわれる高齢者は、仕事一筋に生きてきて趣味をもっていないことが多い。たしかに、年をとってから趣味を身につけることはむずかしい。六〇歳になってから囲碁や俳句の世界に入りこもうとするのは大変である。それまでの生き方を映しだしている問題であるが、楽しみをもとめる心と好奇心があれば、その壁を越えることはできる。

退職してから妻に誘われて陶芸をはじめて、山荘に窯をつくったほどに打ちこんでいる人。囲碁が趣味だった男性は、六〇歳になって日本棋院公認の「普及指導員」となり、老人ホームや地域の同好会で初心者の指導にあたりながら、自分も勉強して腕をあげている。地元の民俗資料館で見学者に説明するボランティアになったり、戦争体験の語り部をつとめている人もいる。

楽しみながら学ぶ

なかには学生時代からの夢だからといって、ドイツ語などの外国語の勉強をはじめる人もいる。しかし、単語を一所懸命に暗記したり、文法に四苦八苦している姿からは、教養主義的、上昇指向的な構えから抜けだせない問題もみてとれる。

〝老いて学ぶ〟という考え方は老若のあいだに深く浸透して、信仰といえるほどに広まっている。大切なことは学ぶこともふくめて楽しむことである。それは遊びに通じる。いずれにしても、どのような方向を選ぶかはその人の文化である。園芸や畑仕事を好む人もいる。会社のため、人のため、お金のため、家族のためといったしがらみから離れて、自分のために存分に時間を使うという意味では、ぼうっとして贅沢に時間をすごすのも、年をとったものの特権である。

名エッセイストでもあった中川一政は、八三歳のときに「この年齢になっては、雑用をへらして自分の時間をふやし、自分のしたい事だけをやってゆきたい。帰るのを忘れてもかまわない」と書いている（『画にもかけない』講談社文芸文庫）。まさにこれである。

だが〝○○のため〟という生き方への指向は根強いものがある。歩くことがよいといわれると、それだけが目的化してしまう。安岡章太郎は入院の経験をつづった随筆のなかで、リハビリをしている患者をみて、芝居じみたところがある、とりわけ老人は単なる歩行者というよりパフォーマーだという。それは、リハビリとはただ歩くことが目的で、廊下を端から端まで往復するだけなので、動作として空虚になる、それを埋め合わせようとしているためだとみる（『酒屋へ三里、豆腐屋へ二里』福武書店、現在ベネッセコーポレーション）。

一つの目的にむかっていると、人の表情や行動は一律化するのかもしれない。リハビリ患者は機能回復のためなので、そうなってしかるべきかもしれないが、家で生活している人が家のまわりを一日に三周するとか、万歩計で毎日五〇〇〇歩、竹ふみ三〇〇〇回などというのは歩くことが目的化して、ちっとも楽しくない。頭の刺激になる、ボケの予防だといわれて頑張るが、たいていは長くはつづかない。それより、買い物がてら散歩するほうがいい。

近所の公園のベンチで一休みしていると、小さい子どもたちやその母親と交流できる。花屋花屋や本屋に立ちよる。趣味の品をおいている小さな店をみつけて、店の人と仲よくなる。このように生活するなかで歩くことは、自然に生活空間が広がる。そして、桜の季節には花見をするような彩りがうまれる。

仕事をしたいという人もいる。定年問題と重なるところがあるが、年をとっても仕事が生き甲斐という人が働くことのできる社会的なシステムを早急に実現することが望まれる。それは年をとっても働くべき、ということではなく、老年期の選択肢のひとつに仕事をつづけることもふくまれるという意味である。

なにもしないことは悪か?

一〇〇歳でいきいきしている人は、その人らしく自由に生きてきたからこそ、いきいきと映るのである。しかし、高齢者がその人らしく生きている影には、それを支えてきた家族の姿が透けてみえる。一〇〇歳の父親と暮らしている七〇歳をすぎた息子は、「わたしたちが大変だとわかっていただけますか。もう少しボケるとか、年寄りらしくしてくれると助かるんですがね」と語った。高齢者がその人らしく自由に生きることを支えてきた家族が、そうでないことを願うという皮肉。息子たちにとっては、自分たちの自立ができなかった。このように、高齢者の自律(自立とのちがいは後述)が次世代の犠牲のうえに成り立っているという矛盾は、高齢者の介護を家族の肩に担わせているために生じる。高齢者の介護は社会全体の課題であることが、コンセンサスになるように願うしかない。

老年期に恐れるべきことは、心の貧しさである。自分らしく自由にいきいきと生きることを見失ってしまい、すべてのことに興味や関心がなくなる。人との交わりがなくなり、孤立する。そのような生き方である。家に閉じこもっていた人が、ボケ予防の集まりに参加して元気になるのは、人とふれあうことの大切さを物語っている。デイサービスでも同じ現象がみられる。ところがそこで取り組まれていることは、大勢をあつめてゲームをしたり、現実認識のためといって日付けをいわせたり、昔を回想させたり、新聞を読み聞かせたりする訓練や唱和である。このようなことに喜んで従っているとしたら、精神的に貧困化したという意味ではボケかもしれない。一人ひとりがその人らしく生活できるような取り組みを追求することは、まだむずかしい課題なのかもしれない。

むずかしいという意味では、自分の意思でなにもしない生活を選んだ人をどう考えるかという問題がある。「もう十分に生きた」と自室にこもってしまい、五年、一〇年と一歩も家の外に出ないで暮らす男性がいる。社会的に名を知られていた人にもこのような生き方をしている人がいる。松田道雄は、九〇歳近くなってからぼんやりとしていることが快である、なにもしないことが気持ちいい、特別養護老人ホームのねたきりの老人の気持ちがわかったと語っている。毎年改訂する育児書のために内外の論文を毎日数編は目を通すという氏にしてそうである。

なにもしない生活が精神的によいとはいえない。豊かとはいいがたい。しかし、働くことが是であり、なにもしないことは悪であるという価値観を老年期にもちこむのは検討の余地がある。このなかなか答えのでない問題に直面して家族や関係者が悩むのは、そのかたわらに居つづけることが辛いからである。彼らは、なにもしない老人に対して焦る。施設のスタッフは、自分がなにも仕事をしていないのではないかと不安になり、ゲームや歌にはしる。大勢をあつめた催しは高齢者のためではない。

役割を押しつけないこと

五八歳で三〇数年にわたり勤めた会社の総務部長を退いた男性は、ボランティアとして地域の在宅痴呆高齢者を三人受けもって訪問している。「人にかかわる仕事がしたかった。やってみて痴呆の人が一人ひとりちがうのには驚いた。家族の方たちの話も大変勉強になる」といきいき語る。彼はそのほかに、週に二日は地域センターに出むいて囲碁の指導をしているが、昼休みにそこの若いスタッフと食事をしているなかで信頼され、利用者同士のトラブルやスタッフの悩みを相談されるようになった。それは彼が穏やかで誠実な人柄というだけでなく、人の話に耳を傾けて問題を解決することに長けているからでもある。長年にわたり人の上に立って問題の処理をしてきたキャリアが、彼をそのようにしたといえる。

過去は現在の自分を培ってきた背景である。喪失体験の項で、高齢者にとって過去が現在の証しであると述べたが、それは勲章ということではなく、若いころからの地位や役割やなし遂げたことが今につながっているという意味である。

自分のために生きる

死をひかえて限られた時間のなかでは、今を生きることが大切である。年をとってからの時間はかけがえのない時間である。それゆえに、高齢になってからは自分のために生きることを柱にする。ボケないためといった将来の不安のためでも、人のためでもなく、自己本位に自由に生きることである。

〝人のため〟が自分の生き甲斐であれば、それに努めればよい。しかし往々にして、老いも若きも、〝役割をもち、なにかをしていることが生き甲斐になる〟という考えに無批判に支配されている。することがあるほうがいいという理由で、娘から孫の子守りを押しつけられた高齢の女性が、子守りの精神的な疲労と怒りの内向からうつ病になったが、押しつけた娘はそのことが原因とは理解できないでいる事例があった。

このような場合に問題点が双方にみえないのは、「高齢者は、することがあり、役割があることはいいことだ」という考えに支配されているためである。高齢者が娘の家族状況をみて、孫の子守りを分担しようと考えたならば、その人なりの選択でありうつ病にはならないだろう。ところが、「なにもしないことは罪悪」という価値観に生きてきた高齢者は、娘かららいわれたときに、いやと思ってもそれを拒むことができない。娘も自分のために親を利用しようというわけではなく、子守りをすることは親にとってもいいことだと信じている。〝ボケないためには、なにかをやらせておくほうがいい〟といったたぐいの指導や、それを信じこんだ家族が高齢者を叱咤激励する光景はじつに多い。こうした思いあがった考えが、どうしてまかりとおるのだろう。

自分のために自由に生きるというなかには、なにもしないでぼんやりと時間をすごすという選択肢も認められるべきである。仕事が義務であったときには、なにもしないことは無駄で罪悪であった。しかし、そのようなしがらみから解放された今、ぼんやりと時間をすごすことも自由な生き方の一つなのである。

今を生きる

今を大切に生きるということは、別の意味もふくまれている。老いをむかえた人やその家族は、それから先に予想される事態を想像して暗い気持ちになることが多い。痴呆になったらどうしよう、寝たきりになったら仕事をやめざるをえないのではないか、そうすると家計はどうなるのだろう、骨折したら入院させてくれる病院はあるだろうかなどと考えてしまう。痴呆がはじまっていれば、さらに深刻である。

痴呆のあるなしにかかわらず、老いとは衰えの過程であり、近い将来を考えると明るい展望は開けてこない。その多くは、本人や家族の生活基盤を根底からゆるがすような事態である。それゆえ、不安になるのは当然である。そのような現実的な不安に対して、どうすればいいかについての正解はない。唯一答えられるは、そのような将来の悪い事態を想定して、それに対する準備を思い悩むのをやめて、今を生きることに専念したほうがいいということである。痴呆になったら、骨折したら、といったことへの準備や心構えを捨てる。そのときになったら考えればいい、なるようにしかならない、という開きなおりの気持ちにきりかえることである。

これは一見、開きなおりと思われるかもしれないが、その多くがなるようになっている実態を背景にしている。こんなに重い痴呆の親を診てくれる病院はないだろう、もし骨折したら、肺炎になったら、と考えると真っ暗やみだと家族は悩む。ところが骨折すると、救急車で運ばれた見ず知らずの病院が治療してくれる。治ったあとに歩行障害が残れば、リハビリのプログラムが組み立てられる。こうしてもとの生活に復帰できる場合もあり、それができなければ施設入所などの方策を考えることになる。その時点で一所懸命に考えたり、走りまわれば解決できることが大半である。たしかに痴呆の老人を積極的に診療してくれる病院は少ない。しかし大半の病院は、骨折や肺炎になった患者の治療は引き受けている。そのような社会のキャパシティを信頼して、なるようになると開きなおる。先の暗い事態に思い悩むのをやめて、今をいかに生きるかをテーマにすることが大切である。

老年期の自立とは

自由に生きるといっても、なにもしない老人に家族が悩まされるのは、放っておけないからである。食事や身辺の世話をしないわけにいかない。そうしなければ、老人はたちまち死に瀕してしまう。ここが若者とちがう点である。

介護保険がにぎやかに議論の俎上にのぼるようになってから、高齢者の自立という言葉がしきりに登場するようになった。次世代に依存しないで自立すべし、自己責任、自助努力を、ということがあたかも新しい思想であるかのように語られている。語るのは医師や経済学者、ジャーナリストなどさまざまな分野の人たちであるが、厚生省の審議会の委員が多い。福祉を社会全体の責任ととらえる理念から、貧しい人の救済という救貧思想に逆戻りしたわけである。自己責任、自助努力とは、人間らしく生きるにはどうすればよいかを、国として追求することをやめ、現状を追認して、自分が希望する介護を受けたいなら、対価を払えという考え方である。そうすれば、介護を提供する側が競争するので、サービスがよくなるという市場原理思想にもとづいている。

その根底には国の財政負担を軽減しようという意図がある。自立ということを語っていても、高齢社会の最大のテーマである老いをいかに生きるかという命題とはまったく別の視点である。国家のため、高齢者でない世代のために自立を語る議論には、これ以上は立ち入らない。

自立とは、人に頼らずに自分の力で生活することである。若者にとって自立とは、親から独立することである。それは家を出る、経済的に独立する、精神的に親に依存しなくなるといったことがふくまれる。親孝行は自立の証しといわれるように、それぞれが独立した人格をもった人間関係を結んで、親と子の関係を再構築する。しかし、高齢者は一人で生活する力を失っているか、いずれそうなる可能性を秘めている。そのような状況下にあるものにとって、自立とはどのようなことなのか。

このことについては、障害児や精神遅滞者に取り組んでいる福祉分野の議論が参考になる。長年、障害児教育にたずさわってきた立命館大学教授の加藤直樹は、他人に頼らずに自分で処する「自立・自助」を「義務としての自立」と位置づけ、それとは別に障害者や高齢者、女性などが自立した生活を送れるようなサポートシステムを求めることを「権利としての自立」とよんでいる（『障害者の自立と発達保障』全国障害者問題研究会出版部）。

そこでいうところの自立とはなにか。日常生活の自立や経済的な自立ではなく、精神的な自立のことである。人との交わりや依存、愛情、助け合いといったかかわりのなかで、自立をはかるという人格的な自立をさしている。それは人とのかかわりが対等であるという関係を前提にしている。そして、みずからの生き方をみずから決定し、それを権利として主張することである。障害や高齢のために、自分の意思を自分で遂行できないときには、それに対するサポートシステムを保証することが国（社会）の責任である。

このことは高齢者についてもあてはまる。たとえば、脳梗塞のために歩行が困難になった高齢者は、車椅子や介護スタッフの助けをかりて、散歩や買い物、観劇に外出できる。自分のことは自分でできるわけではないが、自分の意思で生活することはできる。しかしそのためには、車椅子や人の支えが必要である。自分の意思を自己決定できることは、autonomy（自律）であり、「主体的な生」ということができる。加藤のいう「権利としての自立」である。これと、「ひとりだち」を意味する自立（independence）とはちがう。

高齢者の「主体的な生」とは、その人らしく生きることを保障してはじめて実現できる。一人ひとりに必要なサポートを用意して、求められたときに手をさしのべられることこそ高齢社会の課題なのであり、高齢者に「自立」や自助努力を説くのは見当ちがいというものである。

豊かな老いのために

1．好奇心

ある博識家が入院したときの「閏年」のエピソードは前に紹介したが、年をとっても若々しい人は好奇心がおしなべて旺盛である。自分の知らないことに興味をもつ。周囲のできごとに関心をしめす。それは知識欲にとどまらず、自分を取り巻く人間関係や社会との関係に生きている証しである。孤独を選ぼうと、孤立の状況におかれようと、精神的に健康な人はつねに周囲の状況やできごとに関心をもち、自分にとっての意味を考えている。このようなあり方は、生きる空間が狭隘化する状況でも精神的に自由だということである。

ある老人ホームでクリスマス・パーティを企画したとき、若いスタッフがいつもの民謡や小学唱歌でなく、自分たちが好きなロックをきいてもらおうと楽器をもちこんで演奏したら、これまでにない反響で踊りだす老人もあらわれたという。このエピソードは、高齢になっても人は好奇心にみちていることをしめしている。

2. 社会への関心を

堀秀彦氏はバートランド・ラッセルを例にとり、「強烈な社会的関心、これがあれば、その関心の度合いの強さに応じて、人は老いを越えるだろう。その場合、いうまでもなく、老人たちは、よい意味で、社会人たることをやめない」と述べる(『年齢をとるということ』光文社)。たしかにラッセルは、七〇歳でアメリカの大学から排斥され職を失うはめになった(『バートランド・ラッセル―情熱の懐疑家』アラン・ウッド著、碧海純一訳、みすず書房)。しかしその後、故国イギリスに帰ってから真価を発揮する。彼が核兵器廃絶、世界平和の運動を起こすのは、八〇歳を超えてからのことである。

彼は九〇歳をすぎてから、核兵器反対運動のデモの先頭に立っている。人類の将来を視野においた幅広い関心のあり方は、常人のまねできることではないが、その姿勢から学びうることはじつに多い。しかし、それは老年期にいたってはじめてできることではない。それまでの生き方を映しだしているのであって、長いあいだの蓄積なしにはありえない。

その意味で、精神的な健康をはかる尺度として、社会への関心は大きな意味があるはずである。しかし、高齢者の社会参加には、その社会のあり方が関係する。スウェーデンでは高齢者評議会というシステムがあり、行政をチェックする機能をもっている。社会がそのような発言を認めている。

ところがわが国ではどうか。六五歳以上の人口は一〇数%を越え、けっしてマージナルな存在ではないのに、高齢者の発言を保証するシステムはなく、その気運すらない。大半の老人ホームには入所者の自治組織がない。入所している高齢者のなかには、権利を守り自分たちの要求を主張するために自治会が必要だという意見がある。しかし、スタッフ、とりわけ施設長などの管理者の意向に左右される。

老人ホームの自治会をつくろうとほかのホームにも積極的に働きかけたある男性は、施設管理者から彼が躁うつ病であることを個人攻撃の材料にされて孤立し、二、三人の同志と細々と運動をつづけたが数年後に肺ガンになり、志をとげることなく亡くなった。

わが国では、福祉の現場で働く人たちの多くは善意にみちている。自分たちが高齢者に害をあたえているとは夢想だにしない。それは、行政を監視・告発するオンブズマンの制度が福祉分野でも根づかないことによってもわかる。ほとんどの福祉学の教科書にはオンブズマン制度のことはふれられていない。最近ようやく、行政もオンブズマン制度を認めるようになったが、不服申し立てとその調整が柱である。福祉行政の現状を、社会の常識の視点からチェックしようというものではない。それだからこそ、高齢者はもっと社会にむかって発言しなければならないが、その機会すらあたえられない。

自己主張できる力

3．怒り：反逆心とユーモア

老熟という言葉には温和、あるいは人格円満というニュアンスがふくまれている。老熟からは、さまざまな体験をとおして、ものごとに対して偏った見方をすることなく、感情的にも安定していて、穏やかで相手をつつみこむようなやさしさをもっている、といった姿を想像する。このようなあり方は、「期待される高齢者像」という一面をあらわしているのかもしれないが、一方で、そうでない老人を否定的にとらえることになりかねない。

前に紹介したようにメイ・サートンは、年をとっても感受性や心のなかは若いころと変わらないのに、老人の正当な怒りは耄碌《もうろく》とか病気の症状とみなされると記している。高齢者の感情についてのこのような指摘は、環境やその時々の状況を抜きにして、高齢者のみをとりあげて論じることへの警鐘である。

しかしここでもう一度バートランド・ラッセルを引用すると、「わたしは年を経るごとにだんだんと反逆的になってくる。わたしは生まれつき反逆的だったのではない」と九〇歳のときに記している（『自叙伝』日高一輝訳、理想社）。彼が怒っているのは米ソの冷戦下における核兵器開発についてであり、水爆が登場してからは、それまでと立場を変えてアメリカに対しても反戦運動を展開した。

堀はこのようなラッセルのあり方を、社会に対する飽くことない関心、合理的で潔癖、許しえないものを絶対に許さない精神、自分のためでなく人類のための不退転の精神と実践だと評しているが、その一方でラッセルは、イギリス人らしい皮肉やユーモアにとんだ人物としても知られている。これも老熟の一つということができる。

豊かな感情には、楽しみや喜び、快さ、悲しみなどとともに怒りもくわえられてしかるべきであろう。社会の不正、差別、攻撃などに対する怒りを感じることができることこそ精神的に健康なのである。不条理に対して怒らないことは、成熟とはちがう。

4．自己本位になる

老いては子に従えという格言があるが、反対のことを勧めたい。高齢者は社会的にも家庭においても立場が弱い。ときには卑屈とみえるほどに、若い世代に対して腰が低い。地位や役割という社会的なラベルを失い、家庭でも、経済的な依存や介護を受ける関係を意識するようになると、対等な関係はくずれ、自己を主張することもままならなくなる。

しかし老年期は、これまでのさまざまなしがらみから解放され、自由に生きることができる時期である。役割や立場、それらについてまわる人間関係などから解きはなたれることは、精神的な自由を手に入れることである。自分本位に生きることは、老年期にこそ可能である。主体的な生とは、〝したくない〟〝したい〟という自分の意思をはっきり表明することであり、それに対する責任を負うことである。それは介護を受けるような立場であっても、人間としては独立した人格をもち、対等の関係にあることを前提にしている。

高齢者にとって、自己主張できるだけの力を身につけることが新たな課題である。

5. 社会とのつながり・人とのつながり
家の外に生活の場をもつこと

生きる空間の狭隘化という状況では、人間関係と生活の場がきわめて限られ、そのため精神的な広がりも失うことになりがちである。それは高齢者だけでなく、家族も同じである。その結果、たがいの関係に摩擦が生じると、双方とも逃げ場がないために緊張がたかまり、切羽詰まった関係に追いこまれる。

家の外に生活の場を一つでも二つでももっていることが、高齢者にも家族にも大切である。それは、仕事でも、趣味の集まりでも、デイサービスでもよい。

名のとおった割烹旅館の経営者だった八六歳の女性は、七五歳をすぎて次男に旅館の経営を任せて、長男の家に同居した。彼女は二人の息子が争わないようにと財産の分配や相続のことに細心の注意を払ったが、息子たちは母親との同居をめぐって争いになった。その時点では、長男の嫁はきっぱりと義母との同居を主張して、彼女の「世話になるのは長男の家」という意向をバックアップした。ところがあるきっかけから、嫁は姑が自分の悪口をいっていると誤解し、それ以後ことごとに辛くあたるようになった。次男とは絶縁状態になっている彼女は逃げ場がなく、「毎日が針のむしろです」という日々になった。

そのような彼女にとっての救いは、長年つづけてきた染織をとおしての友人との交流である。週一回の集まりのほかにも、その人たちと芝居を観に行ったり、食事をともにする機会がある。このような生活状況になって数年になるが、彼女はそれに耐えて、元気にすごしている。

このように、生活の場が外にむかって開かれていると人間関係や精神的世界が広がり、家における問題の緩衝となり、摩擦を表面化させない。いうなれば、外に開かれているために、家で悪いなりに平衡を保っている。デイサービスも、介護している家族の休息という目的だけでなく、そこに行くようになってから高齢者が明るくなった、元気になったといわれることが少なくない。ボケ予防の集まりに参加した人がよみがえったといわれるのも同じである。なかには、そこで出会った気のあう数人の仲間が独自の活動をはじめたという例もある。

子どもは高齢者にとって宝である。孫とのかかわりを語るときの表情はいきいきしている。「孫がくると疲れる」とこぼす人も、けっしてそれを嫌っている顔ではない。大変であっても、来なくなることを考えれば、その来訪にどのような意味があるかがわかる。わが国では高齢者のケアを、高齢者だけをあつめた場や施設でおこなうことが多い。精神医療にはイギリスのマクスエル・ジョーンズが提唱した「治療共同体」という考えがあり、病棟を患者だけでなく医師や看護婦、病棟ヘルパーなどの治療スタッフをふくめた小社会とみなしているが、それはさまざまな施設にもあてはまる(『治療共同体を超えて』鈴木純一訳、岩崎学術出版社)。しかし、老人ホームを小社会というには、あまりに年齢が偏っている。それだけでなく、地域社会からも隔絶されている。

ある老人ホームが創立記念の催しに近所の小学校の生徒を招待したのをきっかけに、小学校の運動会にまねかれたり、ホームのクリスマス・パーティーによぶといった交流がつづいているという。老人ホームやデイサービスの場に保育園を併設する動きが広まっているが、どこでも自然な交流がみられている。保育の場でも、年齢がちがう子どもを一緒にすると年長者が小さい子の面倒をみたり、年少の子が年長の子たちのすることからたくさんのことを学習することが報告されている。

社会は、さまざまな年齢、さまざまな職種、さまざまな考えをもつ人たちといった多様な要素から成り立っている。だからこそ、たがいに影響しあい、多くのことを経験しながら、そこから学習するのである。高齢者だけをあつめて、近隣から隔絶している施設は収容所である。介護のボランティアだけでなく、近隣の人たちが自由に出入りしたり、高齢者が買い物などをとおして交流できるような施設のあり方を模索する必要がある。

潔い生き方

6. 贅沢を楽しむ

年をとると使い古したものを捨てない人が多い。もったいないといって、用もなくなったものをたくさんため込む。そのなかには自分の歴史が刻みこまれたものもふくまれているので、一概に否定できない面もあるが、新しい世界を受けいれられない精神性をあらわしてもいる。むろん、古い衣類を丁寧にかがって使っている姿からは、新しいものを着飾るのとはちがう、美しさを教えられる。

しかしここで問題にするのは、あまりに着古しているので家族がみかねて買ってきた衣類をたんすの奥深くにしまいこむあり方である。彼らは「もうじき死ぬ」という。だからこそ思い切り贅沢すべきであろう。それは高価なものを買えということではない。骨董に通暁していたフランス文学者の青柳瑞穂は「百円でも、自分が気にいったら買う」ことを勧めているが、心の贅沢とはそういうものである。

限られた時間を思い残すことなく自分のために使うという贅沢を楽しむ。食器や衣類は、多少高価でも気にいって毎日使えば、心豊かになる。安価な買い物でもそれを使わなければはなはだ高価である。ある女性は八〇歳のときに、身内が亡くなったものの財産をあてにすべきでないと考えて、一人では生きていけない人たちのために役立つようにと、財産の大半を処分し、重度障害児施設や高齢者福祉団体に寄付した。それから一〇年余の現在も、児童文学者として活躍し、質素な生活を送っている。このような潔い生き方こそ、真に贅沢な精神性なのであろう。

自分の健康は自分で守る姿勢

7. 健康であること

病気は高齢者の生活を根底からゆるがす。糖尿病や高血圧症、動脈硬化などの慢性疾患は、食事や運動など生活全般をおおう。脳梗塞は、麻痺や失語を残すと一人暮らしをおびやかす。アルツハイマー病は痴呆のために人の援けを必要とする。また、パーキンソン病は歩行や動作だけでなく、発語や嚥下《えんげ》も障害し、痴呆をもたらすことがある。

このようにみてくると、高齢期には脳の疾患が重大な位置を占めていることがわかる。脳の疾患は、麻痺や痴呆など運動機能と知的機能の両方に障害をもたらし、自立の力をうばう点でほかの疾患とちがって生活への影響を生じる。このため、高齢者は医療との関係が増大するが、医療は高齢者についてまだ試行錯誤の段階にある。八〇代・九〇代の人を日常的にこれほど多く診療するようになったのは、この二、三〇年のことであり、未知の分野なのである。しかし医療スタッフの多くは、そう思っていない。そのことを認識したうえで、医療とつきあう必要がある。

そのために欠かせないことは、医療に対する主体性の確保、すなわち自分の健康は自分で守るという姿勢である。そのことを中心に述べる。

1)　生活スタイル

医療スタッフや保健活動に従事している人たちの言葉には、タブーや戒律が多いことは前にふれた。塩分をとりすぎるな、脂っこいものを食べるな、たばこはやめろ、カルシウムをとれ、運動しろ……きりがない。あげくには、ボケ予防である。

しかし、年をとったという実績をふまえて、基本的にはこれまでの生活を肯定する。不健康なことをしていたのなら、とっくに死んでいるはずである。むろん、塩分のとりすぎや甘いものの食べすぎが体によくないことは、いわれるまでもなく常識である。たばこが肺ガンの原因であり、体によくないことも広く知られている。それを承知で八〇歳・九〇歳まで吸いつづけた人にむかって禁煙を説くのは戯画的光景であるが、意外なほどにまじめになされている。といって、たばこを勧めるわけではないが。

コレステロール値がたかいといわれると、肉は鶏肉だけ、卵やエビは禁止といった食生活にする人が少なくない。だが、日本人で肉を一日に二〇〇グラムも三〇〇グラムも食べていたり、卵を毎日三個も四個も食べている人がどれだけいるだろうか。肉や卵をあまりに制限すると栄養失調になるかもしれない。ふつうの食生活なのに、コレステロール値がたかい場合は、甘いものの食べすぎによるかもしれない。型にはまった指導でなく、その人の生活をとらえて問題点をとらえるべきなのに、保健活動のスタッフにはそこまでの力量が育っていない。そして高齢者や家族も、型にはまった考えの影響を受けやすい。

自分なりの生活をしてきて長生きした。その生活スタイルは人さまざまであり、「正しい生活」とか「かくあるべし」といったものはない。

急性疾患が課題

2) 医療の管理下で生きることはない

七〇歳・八〇歳まで医者には縁がなかった人が、風邪や腰痛で医療の門をたたくと、帰りには一日に五錠も六錠もの薬を処方されることが少なくない。長生きするために、今より悪くならないようにと。彼／彼女はそれまで薬をのんだことはなかったのに、そうして長生きの域にたっしたある日から、どうしてたくさんの薬が必要になるのだろう。そうしないと、明日死ぬとでもいうのだろうか。

しかし、処方された薬の名前や、なんのためにのんでいるのかを知っている人は少ない。これでは患者の自立はむずかしい。インフォームド・コンセントということは、医師の側に求めるだけでなく、患者の権利として主張すべきだが、そのためには自分たちも勉強しなければならない。医療における患者の自立のためには、次のような医師と患者の関係を知っておく必要がある。

一般的に、高齢者医療のメインテーマは慢性疾患といわれるが、高齢者は肺炎や骨折などの急性疾患にもかかりやすい。それも、高齢者だけに生じる特異な疾患があるわけでなく、症候が非定型であるという特徴がある。そのことについては前に述べた。また、薬の動態や副作用も、七五歳を境にそれまでとまったく異なることがある。

急性疾患では治療が優先される。生命的な危機状態の治療、たとえば心筋梗塞や外科の手術では、患者は治療スタッフの管理下におかれて、その人の生活や人生観は、まったくそれが容れられないというわけではないが、二の次になる。

しかし、高齢者の急性疾患の多くは、早期に治療すれば治すことができ、もとの生活に戻ることが可能である。だが治療がおくれると、インフルエンザをきっかけに肺炎、心不全、せん妄というように次々と問題が生じて、原因の疾患が治ったときには寝たきりや痴呆のためにもとの生活に復帰できなくなってしまう。

このように、高齢者医療の大きな課題は急性期治療である。前に記したように、高齢者の医療は慢性疾患を中心に語られるが、じつは高齢者の福祉、医療在宅高齢者とその家族の問題を考える場合に、急性期医療が鍵概念になる。そのことについては後述する。

慢性疾患と障害へのかかわり

それに対して、糖尿病や高血圧などの慢性疾患の医療は、患者の生活や人生観と無縁には進まない。食生活は一人ひとり異なる。それも長い歴史がある。それを無視して薬だけでコントロールしようとしてもうまくいかない。患者や家族がどのように生きようとしているかを無視して治療を組み立てても、うまく運ばない。

糖尿病の治療で、薬を使わずに食事療法を柱にすることは良心的な医療とされるが、食事制限のために生きる意欲をなくしてしまったケースは前に紹介した。痴呆をともなうある糖尿病患者は、食事制限を理解できず、かえって隠れて過食するために、血糖降下薬をふやして食事制限をゆるやかにしたところ、落ち着きをとり戻した。

このように、患者や家族が病気をどう治療するかについての考えをしっかりもつことが必要である。そのためには病気の性質や自分の状態、医療の現状や治療の選択肢などについて学ばなければならないだろう。自分の健康を自分で守るためには、そのような取り組みは不可欠である。そして、患者の生活や人生観を視野にいれて治療する医師を選ぶ必要がある。それは医師にとっては、自分の人生観が問われることである。

高齢者と医療との関係にはもう一つの側面がある。脳梗塞後遺症という〝病名〟があるが、後遺症とは病気ではなく、麻痺や失語といった障害のことである。アルツハイマー病による痴呆も、病気としての側面と、障害ととらえるほうが適切な対応ができる問題とがふくまれている。障害という側面を強調する理由は、医療ではなく障害に対するサポート、すなわち生活から問題をとらえることが大切なためである。そうすると、障害のもとにある高血圧症や糖尿病などの慢性疾患に対する医療が組み立てられる。医療は、このような高齢者の生活を維持するためのサポーターなのであり、管理者ではない。

介護体制がない急性期治療の問題

以上、医療の役割を、急性疾患、慢性疾患、障害への医療と三つにわけてみてきたが、それぞれは個別の問題ではない。高齢者医療では急性疾患が鍵概念である。つまり、慢性疾患や障害をもつ高齢者は、いつでも肺炎や骨折といった急性疾患を生じる可能性をもっている。

ところが、現在の医療状況では、高齢者の急性期治療に十分に対応しきれない事情がある。それは介護の体制がないためである。そのため、痴呆やＡＤＬ（日常生活行動）に障害のある高齢者が一般病院での治療を断わられたり、排除される現象を生んでいる。これは、在宅の高齢者やその家族にとって大きな不安である。

このように、さまざまな混乱のもとにあるのが急性疾患である。こうした事態は、一般病院や総合病院に介護スタッフをくわえたＩＣＵ（集中治療室）を設置すれば大半は解決できる。そうすることで急性疾患の患者の過半は二週間から四週間で治り、リハビリなどをへてもとの生活に復帰することができる。しかし、今日の医療行政は慢性疾患が中心であるという理由で、介護を中心的なテーマとしている。それでは医療福祉の現場における混乱は収まらない。

このことを理解するには、介護と看病（あるいは看護）とのちがいをふまえておく必要がある。端的にいうならば、前述のように、介護に対応するのは障害であり、看病（看護）に対応するのは病気である。したがって介護は生活へのサポート、看病は病気へのかかわりというように対比できよう。

むろん看護には介護もふくまれている。高齢者の医療はそのことを鮮明にする。一人暮らしの高齢者は、風邪や腰痛をきっかけに寝たきりになると、食事や排泄が一人でできず、着替えや入浴にも介助を必要とするようになる。すなわち、治療行為と介護の両方がもとめられる。しかし今日の日本の医療体制は、これほど多くの高齢者を想定していない。そのため、危険防止という名目で患者を拘束したり精神安定薬を大量にもちいたりして、寝たきりや痴呆化を促進している。また、介護専門スタッフをくわえると、看護スタッフが介護をしなくなるという新たな問題が生じている。

介護する家族の生活を配慮すること

介護は生活へのかかわりなので長期にわたる。ゴールが設定できないテーマなので、介護する側の生活も視野にいれる必要がある。それは具体的には、家族が仕事をつづけながら、どのように介護体制を組んだらよいか、主たる介護者が病気になったらどうするか、受験生である孫への影響は、といったことである。

原則的には、介護する家族は全力投球しない。できるだけ自分の世界を大切にする。たとえば、仕事をつづける、趣味を大事にするということである。なかには、週一回、老人ホームへボランティアとして介護しにいく人もいるが、それは家と家族という限られた空間と人間関係から解放され、外に開かれた場と関係をもつという意味では、まったくちがう仕事をしているわけである。

これに対して、看病は介護とはちがう営為である。たとえば、肺炎の治療や手術後の回復に付き添う。それには二週間とか四週間というゴールが設定されているが、そのために仕事を休むとか、泊まりこむといった全力投球が可能になる。末期ガンの場合にも、三週間とか三か月という限られた時間とどのようにかかわるかという看取りが大きなテーマになる。それは、死にゆく人たちにとっては、残された時間をどのように生きるかということであり、かかわる人びとにとっては、どのように看取ったかをみずからに問いかけることである。

亡くなったあとで、自分のかかわりがあれでよかったかと思い悩む点検作業は、介護の場合には、長い時間をかけているだけに、それなりに気持ちは整理されていることが多い。ところが六、七〇代のガン患者の家族はまだ四、五〇代であり、死の看取りに対する心の準備ができていない場合が少なくない。このように死を看取ることは、家族がその間に年をとり、死についての考え方も変化しているかどうかということに連なっている。

老人施設という収容所

特別養護老人ホームや老人病院の介護についてつけくわえる。類型化すると、老人ホームは福祉であり生活へのかかわりである。それに対して、一般病院は医療であり病気の治療が目的である。しかし老人病院は、高齢者は慢性疾患をもっているので、介護にくわえて治療やリハビリが必要である、という理由で公認されてきた。だが実際には、高血圧や糖尿病の治療のために入院する必要はほとんどない。脳梗塞後遺症またしかりである。これらの大半は、在宅での介護が困難になったための入院である。それを「社会的入院」といっている。このように、老人病院は福祉の補完の役割を担っている。

老人ホームの介護の現状には多くの問題があるとはいえ、一人部屋をふやそうと運動し、入所者の一人ひとりに対応した介護を模索することに取り組んできた。この十数年のあいだに、スタッフ数は飛躍的に増加し、施設の住環境もよくなった。

しかし、施設は地域から離れたところに建てられ、家族との行き来や買い物さえ自由にできない。入所者数は五〇人から二〇〇人、なかにはそれ以上の大規模施設もある。このような生活の理念を欠いた福祉行政のもと、スタッフが施設のなかだけで生活の場になるように介護に努めても限界がある。買い物や自由な外出に取り組むにはスタッフ数があまりに少ない。こうして、積極的な取り組みといえば、大勢を一か所にあつめて画一的な催しをすることになってしまう。施設はもっと小規模でなければならない。

一方、介護保険の導入により特養の入所者は、要介護度が一定の点数にたっしないと、そこを出なければならないことになった。これはどういうことなのであろうか。生活の場であり、終の栖のはずなのに。以前から、特養には軽い障害の老人がいるという批判はあった。意図的にそうしている特養が一部にあったとはいえ、施設全体があるレベルの障害をもつ高齢者だけというあり方は収容所である。いろいろな人がいるという社会のあり方とは異質のものである。こうした問題が生じるのは、老人施設とはどうあるべきかという理念を議論しないで、目の前の問題の対策にはしるからである。このことは高齢者の医療福祉行政の全体にあてはまる。

3) 身近に主治医がいること

医療とのかかわり

高齢者は、骨折や肺炎により生活基盤を根底から揺すぶられる。そのため、ふだんの健康管理は大切である。医療との関係も、そのための重要な条件である。医療が必要な場合にも二通りあって、ちがいを認識しておく必要がある。それは、慢性疾患の管理や、風邪、下痢、腰痛といった日常生活で生じる身体的な不調の治療と、脳梗塞や肺炎で入院を必要とする場合である。身近に信頼できる主治医がいると、その両面で対応してもらえるので安心できる。

そのために必要な条件は、いつでも相談でき、患者のふだんの状態や生活を知っていることである。したがって開業医、あるいは地域医療に積極的な小さな病院の勤務医がよい。医師の往診は必ずしも重要な条件ではない。

在宅高齢者の健康管理は、ふだんの生活状況や健康状態を把握している保健婦や訪問看護婦にまかせる。彼らはふだんとはちがう問題が起きたときには、主治医と連絡をとりあい適切に対応できる。その結果、主治医が往診すると判断する場合もあり、検査のために外来にくるよう指示することもある。また、即座に入院を決める場合もある。ふだんの状態を把握していれば、そのような判断はそれほどむずかしいことではない。保健婦や訪問看護婦を信頼して手をつなぐべきである。

必要ない検査をする総合病院

高齢者が大学病院や設備の整った総合病院を受診することには批判があり、自己負担金をふやして受診制限しようとしている。だが、医療技術が進んで高度な検査が普及した今日、高齢者がそれを利用しようとするのは当然であり、排除しようとするのは差別である。ここにも、高齢者の医療になにが必要かという視点ではなく、いかに医療費を削減するかという医療行政の姿勢が顕著にみえている。

問題なのは、必要ない検査をする病院側にある。検査データがそろい、治療方針が立ったら、地域のかかりつけの主治医に連絡してその後をまかせるという病（院）診（療所）連携がいわれて久しいが、うまく機能しているところは少ない。

ときには開業医から総合病院に検査を依頼することもある。すると総合病院の勤務医は、依頼された検査だけでなく、いくつかの慢性疾患について、院内の各科の専門医に検査や診療を依頼する。患者は広い病院をうろうろしたり、外来診療日がちがうために何日も病院に通わなければならない。専門分化の弊害である。

こうした問題は、患者や家族の側に、医療をどのように利用するかという主体性がないためでもある。なんのために総合病院を受診したか、主治医と総合病院の機能のちがいを認識して、検査や薬が必要かどうかを質問したり、主治医と相談することが必要である。

薬の名前を知らないということは前に指摘したが、服用している薬をたずねると、「白い大きい薬と黄色い丸い薬」といった答が少なくない。自分が受けている治療に対してこのような認識しかもっていないようでは、副作用の問題が後手にまわるのもやむをえない。薬は、効果がある場合には副作用もありうる。副作用は、大半の薬でのみはじめて数日以内にあらわれる。高齢者では教科書に記載されていない症状をしめす場合も少なくないので、ふだんとちがう状態変化がみられたら、まず薬の副作用を疑う。このような変化は、生活をともにしている家族や介護スタッフが最初に気づくので、医療スタッフは彼らの情報には耳を傾けることが大切である。のみはじめて数日以内なら、やめれば消失することが多い。

慢性疾患の治療では同じ薬を長期に服用している場合が多い。そのような薬でも、急に副作用があらわれる場合はあるが、まれである。状態変化をなんでも薬に結びつけるのでなく、ほかの病気の可能性や心理的な問題など、多元的に検討する必要がある。また、ときには副作用があってもその薬が必要な場合もある。そのためには、病状についての詳しい説明と、副作用についての見通しを聞いて、了解していることが前提である。このように、治療について相談できる医師―患者関係が大切である。

いかに自分らしく生きるか

老いの姿がみえないために、いかに生きたらよいかということが大きなテーマになっている。しかし高齢者がふえるにつれ、老いを生きる姿はじつに人さまざまであることがわかる。それについては、多くの高齢者をとおして具体的にみてきた。

一方では、寝たきりや痴呆の予防のためのさまざまな健康法や訓練、生活の改善などに関心があつまっている。保健活動や訪問看護のスタッフが精力的に取り組んでいるだけではなく、これから老いを迎える人や家族も一所懸命である。あたかも、老いが予防できるかのように。

しかし、いきいきしている高齢者がそのようなことにとらわれず、その人なりに生きてきたことからわかるように、老いは実績である。その人にかなった生き方だったからこそ、老いてそこにいるのである。もっと自由に生きるべきであろう。「正しい生活」とか「健やかな老い」「老いたらかくあるべし」といったかけ声は多いが、これらの健康法や訓練や予防法は、高齢者やこれから老いを迎える人びとの生活を、その一点に収斂しているといっても過言ではない。

自分らしく生きることについてのマニュアルはない。あるとすれば、寝たきりや痴呆に対する不安や恐怖の呪縛から解放されることである。生きるためのエネルギーをそれらの予防に費やすのでなく、今を自分らしく生きるとはどういうことかを考えるほうほうに向ける。

初老期をすぎてから、新しい趣味や生き方を身につけるのはむずかしいといわれる。たしかに、心身の衰えに直面し、死が避けがたく、残された時間が限られているという条件は大きな制約である。しかし一方で、高齢期は社会や家庭からのさまざまなしがらみから解放され、自由な時間と関係性を自分本位に選択できる時期でもある。精神的な自由を謳歌してしかるべきであろう。

高齢者の自立としては、次世代に頼ることなく生きるという意味の自立（independent）ではなく、本人の意思によるこの人にふさわしい生を貫くことである。それは autonomy ということである。「自律」とか「自己決定権」と訳されるが、ここでの意味は、本人の意思による「主体的な生」ということである。高齢者が主体的に生きるためには、障害があっても、本人が望む生き方を支え保証するシステムが不可欠である。

高齢者の自立を論じるさいには、independent（自立）という意味か、autonomy（主体的な生、自律）という意味で使っているかを、あらかじめ確かめておく必要がある。

サポートシステムの一つである医療・福祉の現状を把握しておくことは大切である。老いを生きるためには、医療は重要な役割をもっているが、一方で、老いを管理し、高齢者や家族の生活を支配しようとする傾向がある。そのため、老いを生きることと医療が対立的な関係にあるかのようにとらえられることもあるが、医療がもっている問題点を認識したうえで、患者や家族が主体的に医療を利用するように努めるべきであろう。そのためには、手をむすべる医療スタッフをみつける必要があるが、そのような医療スタッフは身近かにいるはずである。

自分らしく生きるためには、高齢者を取り巻いている状況を複眼的にとらえることと、今を大切にすることが不可欠である。

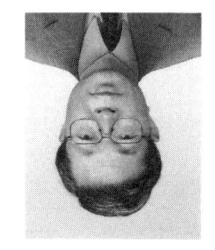

竹中星郎——たけなか・ほしろう
●1941年生まれ。千葉大学医学部卒業。都立松沢病院、信州大学医学部、浴風会病院副院長、大正大学教授を経て、現在、放送大学客員教授。専攻は老年精神医学。
●主な著書：『老いの心と臨床』『老年精神科の臨床』他。

NHKブックス［885］

高齢者の孤独と豊かさ

2000年4月20日　第1刷発行
2001年9月25日　第3刷発行

著　者　竹中星郎
発行者　松尾　武
発行所　日本放送出版協会
東京都渋谷区宇田川町41-1　郵便番号150-8081
電話　03-3780-3317(編集)　03-3780-3339(販売)
http://www.nhk-book.co.jp
振替　00110-1-49701
［印刷］啓文堂［製本］芙蓉紙工［装幀］倉田明典

落丁本、乱丁本はお取り替えいたします。
定価はカバーに表示してあります。
ISBN4-14-001885-2 C1336

＊教育・心理・福祉

NHKブックス 時代の半歩先を読む

＊宗教・哲学・思想

- 仏像―心とかたち― 望月信成／佐和隆研／梅原　猛
- 続仏像―心とかたち― 望月信成／佐和隆研／梅原　猛
- 禅―現代に生きるもの― 紀野一義
- 原始仏教―その思想と生活― 中村　元
- ブッダの人と思想 中村　元／田辺祥二
- 親鸞―煩悩具足のほとけ― 笠原一男
- 道元―坐禅ひとすじの沙門― 今枝愛眞
- ブッダの世界 玉城康四郎／木村清孝
- 『正法眼蔵』の心 有福孝岳
- 『歎異抄』を読む 田村実造
- 釈尊との対話 奈良康明
- 仏教文化の原郷をさぐる―インドからガンダーラまで― 西川幸治
- 密教・コスモスとマンダラ 松長有慶
- 宗教とはなにか―古代世界の神話と儀礼から― 小林道憲
- 宗教をどう生きるか―仏教とキリスト教の思想から― 小林道憲
- 聖書―その歴史的事実― 新井　智
- 旧約聖書を語る 浅野順一
- 歴史の中のイエス像 松永希久夫
- イエスとは誰か 高尾利数
- カトリックの文化誌―神・人間・自然をめぐって― 谷　泰
- かくれキリシタン―歴史と民俗― 片岡弥吉
- ロシア正教の千年―聖と俗のはざまで― 廣岡正久
- 現象学入門 竹田青嗣
- 「自分」と「他人」をどうみるか―新しい哲学入門― 滝浦静雄
- 「救い」の構造―日本人の魂のありかを求めて― 真継伸彦
- 偏見の構造―日本人の人種観― 我妻　洋／米山俊直
- 日本人の心情―その根底を探る― 山折哲雄
- 哲学と科学 澤瀉久敬
- 可能世界の哲学―「存在」と「自己」を考える― 三浦俊彦
- 論理学入門―推論のセンスとテクニックのために― 三浦俊彦
- 「生きがい」とは何か―自己実現へのみち― 小林　司
- 愛とは何か 小林　司
- マックス・ヴェーバー―現代への思想的視座― 住谷一彦
- ヘーゲル・大人のなりかた 西　研
- ハイデガーとサルトルと詩人たち 市倉宏祐
- バフチンを読む 阿部軍治編著
- 十字架とダビデの星―隠れユダヤ教徒の500年― 小岸　昭
- レヴィナスを読む―〈異常な日常〉の思想― 合田正人
- 遊歩者の視線―ベンヤミンを読む― 好村冨士彦
- 死をふくむ風景―私のアニミズム― 岩田慶治
- イスラーム的―世界化時代の中で― 大塚和夫
- 感性の哲学 桑子敏雄